發炎是救命的警訊！

90%的疾病都從發炎開始

養生大師歐陽英最實用簡單的88道
茶、湯、粥、果汁，讓你擺脫疾病的糾纏

｜歐陽英・徐凡｜合著

作者序

只有提升自癒力，才能守住健康

我從三十歲開始，便用包吃包住的方式收留患有癌症與疑難雜症的病人，名下的三間房子都做為調養場所，幫助病人改善體質、恢復健康。迄今我也將此食療方法帶到大陸的重慶與浙江，成立了「食療康復基地」，也即將在北京成立第三所！希望在病人的療癒過程中，能結合醫療與食療，讓病好得更快，並且連根拔除，永不再來！

總括三十餘年的臨床經驗，病人除了「能吃、能睡、能動」的基本條件外，還必須加上「能利尿、能通便」這兩個重要條件，才會迅速康復！最好是靠純淨的飲食設計，朝向零風險的食療方向走，完全沒有副作用才最安穩、最可靠！要順應身體的症狀，做出精準的飲食安排，例如：腹瀉時，別急著吃止瀉藥，先要明白一定是腸道有不好的廢物毒素，身體才會用「瀉」的方式來排除，此刻應該喝「木瓜香蕉酸奶」或「牛蒡原汁」，讓身體瀉得更徹底，完全把宿便瀉乾淨後，再吃「小米紅棗地瓜粥」來收斂止瀉，一切都要順應自然。

「身體分分秒秒都在守護我們的生命」，所有異常的生理現象都是療癒的過程，我們必須正確地解讀它、支援它，並且不要阻止它（例如吃止瀉藥）。又如「發燒」，當病毒細菌入侵體內時，身體便啟動自癒機制，升高體溫，當體溫達到三十九度時，就能藉著高溫來撲滅病毒、細菌，此時千萬不可急著吃退燒藥、打退燒針，這是扯後腿的錯誤行為，應迅速補充高C果汁，三餐盡量按全餐表烹煮，讓身體及時得到均衡完整營養，並多喝水、多休息，幫助身體即早撲滅病毒、細菌，只要達成任務，體溫便會自動回復正常。

當身體某一器官發炎時，也是同樣的狀況，一定是吃、喝錯了，病從口入，然後身體便啟動了自癒力，發動免疫系統，號令白血球與病毒細菌作戰，全面展開攻擊，於是我們就看到了紅腫，甚至化膿流湯。其實這是反映戰況慘烈，病毒細菌屍體化成了膿湯，應該要慶幸並感恩身體，為我們的健康努力奮戰、不眠不休，不成功不罷休！

到底在體內發炎時，我們要如何大力支援身體呢？

❶不吃「炸、煎、燻、烤、爆香」的食物：經過高溫的油脂，會造成反式脂肪，使血液更加黏稠、不易帶氧，血液循環惡化，讓病症難以康復。烹調方式應改成「蒸、

煮、燉」才能讓血黏變成血清，氣血循環加快，身體才能及早康復。

❷不吃任何加工食品：如香腸、臘肉、罐頭、蜜餞、泡麵、丸子、魚乾、肉鬆、精緻加工的素料等，平常身體健康時偶爾吃吃，身體還能承受，能透過肝胃來解毒排毒；但當身體生病發炎時，這些加工食品中的添加物會在內臟積累，造成肝胃的嚴重負擔，讓病情雪上加霜，造成自癒過程有重重路障。病情不僅無法好轉，反而不斷惡化！此時應該只能吃天然純淨的食物，最好選擇有機栽種的食材，不但零污染，且營養充足，一旦身體得到足夠的營養，就如同久旱的大地欣逢及時雨般被激活了！更像汽車加了汽油，馬力十足，可以奔馳千里！

❸晚上提早就寢：正常人不可遲過晚上十一點上床，病人尤其要在晚上十點前！夜晚身體進入自癒修復的黃金時段，千萬不可耽誤！一覺到天明與徹夜不眠的兩人幾乎是天壤之別，睡飽者精神抖擻、活力盎然，睡不好者走路重心不穩、容易跌倒、面容憔悴！想要病好得快，必須早睡早起，晨間到公園綠地做身體鍛鍊。

❹飲食要全素或素多葷少，少油、少鹽、少糖：建議先改善不良酸性體質，透過全素或素多葷少，多吃鹼性食物，減少肉類酸性食物，讓體質快速改善成健康的「弱鹼性體質」，讓自癒力活潑起來！且要飲食清淡，少油、少鹽、少糖，讓血液淨化，

新陳代謝便會加速運行，快速排除體內累積的廢毒物！

這一切努力都是在培養好的體質，只要體質好，便可靜觀其變。生命有無限的神奇，會自尋出路！當所有的疑難雜症（包括癌症）不藥而癒時，那不叫「奇蹟」，是我們盡了本份改善錯誤的生活作息與飲食內容，一切都是水到渠成，自然發生，誰都能做到！

我與徐凡在復興電台長期宣揚飲食療法，感謝她提供這麼好的平台，讓大家得以充分交流「吃的智慧」。盼望透過徐凡與我的努力，大眾能夠正確選擇食物，並且學習自然療法，在平常時守護全家大小的健康，傳承給後代、護佑子孫。

歐陽英

作者序

食養，重啟身體健康密碼

在節目中與歐陽老師合作多年，深知精力湯好處。一星期我會飲用精力湯三或四次並食用五穀雜糧，以輔助因忙碌而無法兼顧的營養，尤其老師常在節目中提醒「便祕」是萬病之源，在日常生活中我會特別攝取含有膳食纖維的食物，以保持身體機能的活力。

不知你是否和我有相同的看法：這些年罹癌人數與日俱增。除了大環境改變外，影響最關鍵的還是「飲食」，其實在病發前，身體會有警訊（如：酸、痛、腫、癢或疲憊等），若再不留意，發炎指數會繼續升高，就容易罹癌。有一年，家父因開刀而「腸沾黏」，醫生說需要再開刀，但與家人商量之後，決定不再動刀，因家父年事已高，所以轉由歐陽老師以「食療」方式調整改善病情。兩週後就穩定康復，同時也見證了「食療」的功效，連家父都嘖嘖稱奇。再者，我個人體驗以「蘋果減肥法」也成功瘦身。

在這本《發炎，是救命的警訊》中，分為五大章節，將現今常有的炎症與疾病分類解析。首先說明「食養」與生活習性連結的重要性，在第二及第三章節中，提供常見的炎症與文明病的食療改善與做法，在第四章節說明有關新陳代謝的相關症狀與飲食的調整，第五章節指出癌症的注意事項與分類，還有婦女朋友的常見問題與小朋友疾病的食養方法。書內除了貼心小提醒外，同時整理了「自我檢測寒熱體質表」以及「蔬菜水果的屬性表」，讓讀者能一目了然，不用再去翻閱其他資料，同時也能開立屬於自己的「對症食譜」，若能再配合調整生活作息與運動，就更臻完美。

當身體發炎或不適時會釋放出訊號，要學習聆聽身體的聲音，因長期發炎或反覆發炎會引起的疾病，從「食養」著手，就能預防。尤其外食族的朋友，如能找時間定期實行兩到三天的定期斷食排毒或肝膽排毒，就能重新啟動身體健康密碼，讓肩頸不再痠疼，有神清氣爽的全新感受。另外，愛美的朋友們，落實體內環保更增添肌膚淨美與去斑的效果。

最後，致謝歐陽老師長期以來在節目中提供的「食養」資訊，讓我受益良多，同時感謝主編巧涵與編輯郁庭的修改，增添《發炎，是救命的警訊》的閱讀性，現在就讓我們一起為健康行動吧！

徐凡

目錄

Chapter 3 文明病

Chapter 4 新陳代謝低下

Chapter 5 癌症及婦女小兒疾病

附錄：

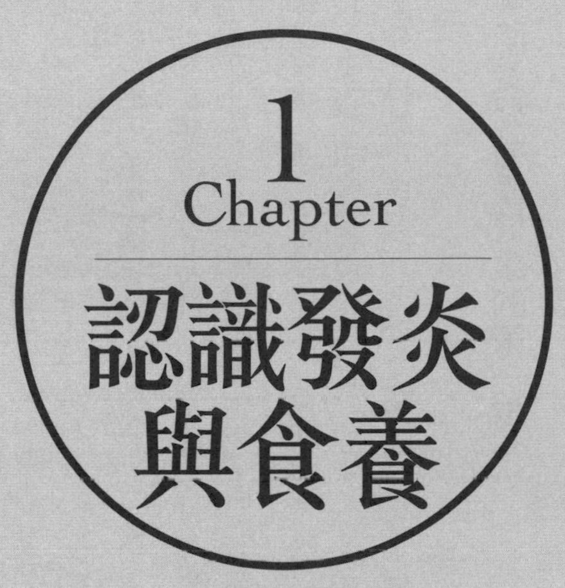

1 Chapter 認識發炎與食養

身體在發炎，你知道嗎？現代人三餐老是在外，不健康的飲食習慣是造成身體慢性發炎的元凶。不過，只要好好調整飲食，就能提高免疫力、身體健康到老。

什麼是發炎？

需要留意的身體防禦反應

炎症，俗稱「發炎」，主要是因為身體受到外來刺激而產生的防禦反應，這原本是好的預防機制；但相反的，發炎也會造成組織腫脹、滲出液和異常細胞增生，產生致病的風險。愈來愈多的證據顯示，許多文明病都與「發炎」有關，比如：心肌梗塞、糖尿病、阿茲海默氏症、癌症、過敏、自體免疫疾病等，三餐外食，油膩的飲食習慣會造成血液黏稠，這常是引起慢性發炎的幫兇。要避免體內產生慢性發炎，除了充足的睡眠與適當的運動外，得靠正確的飲食習慣，只要觀念正確，自然可以免除罹患那些常見的文明疾病。

●防炎是身體健康的第一步

炎症反應（炎性反應）指的是：生物組織因受到外傷、出血、或病原感染等而引發的生理反應，最常見的症狀是「紅、腫、熱、痛」。以發燒為例，當體溫升高到三十九度時，代表免疫系統為了擊退外來病菌，啟動了高溫殺菌的修護措施，如果從自然療法的角度來看待，並不需要急著退燒，因為發燒代表身體的免疫系統啟動，目的是要利用高溫殺菌，是身體的自癒機制發生了作用。同理，發炎也有類似道理，通常情況下，發炎是人體的自動防禦反應，對人體是有益的，但有些時候，炎症會引起人體自身免疫系統的過敏，進而攻擊自身的組織及細胞，反而對身體造成傷害。聽起來好像有點可怕，但其實不用擔心，只要免疫系統比病菌強壯，就能輕鬆消炎。

炎症有「急性炎症」（acute）和「慢性炎症」（chronic）之分。簡單地說，若炎症是突發且能在一個月內消炎，就屬於「急性炎症」；若持續數個月（甚至數年）就是「慢性炎症」了。近年來，國際醫學期刊有許多研究都提到「炎症」與「癌症」的關聯。《美國國家科學院院刊》（PNAS）就曾指出：「慢性炎症」很可能是肝癌術後復發的罪魁禍首，因為肝臟具有再生功能，目前治療肝臟腫瘤仍以切除病灶的手術為主，可是研究報告卻發現「慢性肝炎」會造成術後細胞分裂複製，使得受損的細胞受到炎症刺激後繼續癌變，最後分裂為癌症細胞。總而言之，「炎症」是身體對病菌的反應，是一種防衛機制，不過也可能引起自體免疫系統過敏，「長期發炎」或「反覆發炎」更會引起一連串的疾病。因此，「防炎」是避免身體產生病變的第一關，從食養著手防炎，就可以預防百病！

食養停看聽

確認自己的體質，再搭配合適飲食

我必須很中肯地說，西醫對人類的健康絕對有很大的貢獻！就時間來看，西醫特別是在「急重症」與「傳染病」的救治上顯得快速有效。然而，慢性病是屬於生活習慣病，西醫治療慢性病多半是採取抑制和控制的手段，只能治標不能治本。生活習慣病，絕對得從改變飲食著手。以糖尿病為例，西醫以藥物和胰島素降血糖，看似有效，卻無法避免走向併發症，透過食養臨床實證，我們可以發現：只要吃得對，有正確的飲食方法與作息，食養可以幫助第二型糖尿病穩定血糖，從此不再依賴藥物。

再以癌症的治療為例，西醫治療癌症不外乎是三大常規：放療（電療）、化療、開刀，這些治療可以殺死癌細胞，也可以殺死正常細胞，且各種副作用隨之而來。建議透過食養，先從「輕食」、「淨食」來「斷毒」，再以「血液排毒」、「腸道排毒」、「肝膽排毒」著手，清除體內積累的廢毒物，身體自癒力將大大提升，當體內的自癒力帶動細胞活化激能，免疫系統發揮機制，自然不藥而癒。

有句話說：「是藥三分毒。」無論西藥或中藥都有潛在的風險，台灣洗腎人口佔全世界之冠，有很多洗腎患者因長期隨意服藥，導致腎臟功能受損，所以我建議用食物養生，食養採用全天然蔬果與五穀雜糧，鮮少用到藥材。我常提醒大家，身體出現任何病痛或異狀，應該及早就醫確診，然後結合醫療與食養，將日常飲食引導到健康之路才是王道。當我們善待身體，生命就會開始自尋出路。

●食養的中庸之道

走過自然療法逾三十年，我將自己的心得與臨床經驗，整理成「食養二分法」的概念。簡單來說，就是將飲食週計畫分配成兩組：❶在週一、三、五，採行全素飲食，需無油、無鹽、無糖。❷在週二、四、六、日，採行全素或素多葷少飲食，需少油、少鹽、少糖。每組的三餐內容一樣，同時搭配「對症飲料」與「食養蔬果汁」。

本書中，針對不同疾病示範了許多食養排餐，提供讀者朋友最完整的內容，如果能夠持之以恆，按表操課，確實執行，當然再好不過了。假使因為工作忙碌或者在外不方便準備，可以將對症飲料換成白開水、食養蔬果汁換成水果，食用的時間與用量也可以依個人狀況彈性調整。總之，開始起步後，慢慢走，就有機會抵達終點。

我推廣「食養二分法」，是以中庸之道出發，找出理想與現實的折衷。凡事過猶不及都不好，任何食物都不應該過量，也不適合天天吃，最簡單的是採用「食養二分法」隔天交替，或者是「吃三天停一天」，減少過量與上癮的潛在風險。人的健康狀況一旦失衡，身體可能同時出現好幾種病症，此時，治療該以什麼為優先？答案很簡單：要「回歸病患自身的感受」，例如：從主觀來判斷，癌症應是比胃病嚴重，癌症會波及生命安全，但對病患來說，他可能已經與癌細胞和平共處多年，反而胃痛天天折磨他，讓他食不下嚥。因此，我們的食養方向，就必須從病患最難受的部分著手，解決立即的痛苦。

常有朋友問我：「食養和醫療會不會衝突？」從我的觀點來看，完全沒有這個問題！食養和醫療應是相輔相成，唯一要注意的是用藥指示、服藥時間。服藥分為「飯前」與「飯後」，通常「飯前」是指空腹時服用的藥，需與蔬果汁相隔三十分鐘、與三餐相隔兩個小時，以免影響藥效。

●體質與相應的食物屬性

每個人體質不同，需攝取食物也不同。下表是簡易體質檢測表，依症狀頻律勾選，若一週出現五天以上表示「嚴重」、三天左右為「普通」，偶爾出現一次則屬「輕微」。

■熱性體質檢測表

症狀	嚴重（3分）	普通（2分）	輕微（1分）
口乾舌燥	□	□	□
便祕	□	□	□
頭部發熱、面部潮紅	□	□	□
體溫較高、容易流汗	□	□	□
十分怕熱	□	□	□
身體容易上火發炎	□	□	□
不喜熱飲，偏愛冷飲	□	□	□
舌苔較厚、顏色偏紅	□	□	□
腺體亢進、代謝旺盛、容易飢餓	□	□	□
性急易怒、煩躁不安	□	□	□
尿少而色黃	□	□	□
眼睛布滿血絲	□	□	□
容易興奮緊張、心跳速度加快	□	□	□
汗味濃、有體臭	□	□	□
女性生理週期提早	□	□	□
女性分泌物濃且有異味	□	□	□
熱性體質檢測得分總計：　　分			

症狀	嚴重（3分）	普通（2分）	輕微（1分）
手腳冰冷	□	□	□
低血壓	□	□	□
貧血、臉色蒼白	□	□	□
頭暈	□	□	□
常想睡覺	□	□	□
經常感冒、抵抗力差	□	□	□
舌顏色淡白	□	□	□
脈搏細弱	□	□	□
不喜冷飲、偏愛熱飲	□	□	□
不常口渴、不愛喝水	□	□	□
腹瀉	□	□	□
消化不良	□	□	□
大便稀薄	□	□	□
女性月經不正常，週期延遲	□	□	□
尿多而色淡	□	□	□
腰膝痠軟、乏力	□	□	□
寒性體質檢測得分總計：　　分			

當兩份檢測同時完成後，以較高的得分代表體質屬性；但若所得分數相差在2分之內，則屬於中性體質（例如：熱性8分、寒性6分，代表中性體質）。請依體質的自我檢測結果，選食適合的食物屬性：

□ **熱性體質**：宜食平性、涼性、寒性食物，少吃溫性食物，避食熱性食物。

□ **寒性體質**：宜食平性、熱性、溫性食物，少吃涼性食物，避食寒性食物。

□ **中性體質**：各種屬性的食物輪流食用，但不宜過量，且仍需避開禁忌食物。

■常見蔬菜／水果屬性分類

屬性	食材舉例
熱性	辣椒／榴蓮、黑棗
溫性	薑、洋蔥、大蒜、韭菜、芥菜、香菜（芫荽）、南瓜、甜椒／荔枝、桃子、李子、龍眼、紅毛丹、釋迦、栗子、椰仁、金桔、烏梅、紅棗、櫻桃、楊梅

屬性	食材舉例
平性	山藥、胡蘿蔔、芋頭、馬鈴薯、地瓜、絲瓜、葫瓜、綠花椰菜、白花椰花、小白菜、小油菜、高麗菜、芥藍菜、豌豆苗、苜蓿芽、香菇、香椿、玉米、菱角、蔥、金針菜、茼蒿、白木耳、黑木耳、花生／百香果、番石榴、檸檬、酪梨、鳳梨、葡萄、蓮霧、柳橙、甘蔗、木瓜、橄欖、梅子、棗子、芒果
涼性	白蘿蔔、蕪菁、大白菜、油菜、金針菇、蘑菇、莧菜、紅鳳菜、菠菜、芹菜、冬瓜、茄子、萵苣、空心菜／火龍果、水梨、蘋果、楊桃、山竹、葡萄柚、草莓、枇杷
寒性	大黃瓜、小黃瓜、苦瓜、竹筍、茭白筍、蓮藕、牛蒡、蘆筍、荸薺、海帶、紫菜、皇宮菜、空心菜、蒟蒻、黃豆芽、珊瑚草、龍鬚菜／番茄、西瓜、香蕉、奇異果、甜瓜、柚子、橘子、柿子、椰子水、桑椹

其中，過敏體質者不宜多吃竹筍、茄子、南瓜、芋頭、芒果、草莓、奇異果、鳳梨等蔬果，需限量在七十公克以下。癌症、糖尿病、胃酸過多者不宜多吃芋頭、馬鈴薯、

地瓜、花生等，需限量在七十公克以下，而榴槤、荔枝、龍眼、紅毛丹、水蜜桃、板栗、釋迦、櫻桃等高甜度水果也應儘量避免；腺體腫瘤則嚴格忌食山藥、牛蒡等會促進荷爾蒙分泌的蔬菜。若平時有服用藥物，應少吃楊桃，以免腎功能受損；服用心血管疾病西藥的人，應禁食葡萄柚，以免病情惡化。

●飲食宜忌與食養原則

當身體出現任何病症時，請依下表所列的飲食原則堅持四到六個月。烹調時應該少油、少鹽、少糖，只要掌握基本觀念，你也可以食得健康。以下為建議的常用調味品：

❶亞麻籽油、橄欖油、葡萄籽油、葵花籽油等植物性用油（忌用動物性油脂）。

❷富含礦物質的海鹽。

❸褐色冰糖或黑糖（忌用精製白砂糖）。

❹遠離含添加物的加工食品（例如：泡麵、香腸）。

油脂經過高溫烹調後容易變質，一旦進入人體，會堆積成血脂肪，阻礙身體的康復能力。因此，當我們的健康亮起紅燈時，更應該以蒸、煮、燉為主，盡可能少吃炸、煎、燻、烤及烘焙食品。若有發炎狀況更要忌食辣椒、咖哩、芥末、沙茶醬、胡椒粉等辛辣佐料，和各種加工食品。

下表為食養飲食原則之表格，依常見疾病的大分類去標示：

(A)高血壓、高血脂、心臟病／(B)糖尿病、血糖高／(C)腸胃病／(D)痛風，尿酸高／(E)腎臟病／(F)非腺體腫瘤，肝癌、胃癌、腸癌、肺癌等與腺體無關的腫瘤／(G)腺體腫瘤，含子宮肌瘤、子宮癌、乳房纖維囊腫、乳癌、卵巢癌、前列腺腫大、前列腺癌、淋巴癌、肺腺癌、胰臟癌等與內分泌腺體有關的腫瘤／(H)甲狀腺疾病／(I)過敏體質／(J)自體免疫疾病，類風濕關節炎、紅斑性狼瘡、僵直性脊椎炎、硬皮症等／(K)肝膽及其他內臟疾病／(L)骨關節疾病。

食養飲食原則	A	B	C	D	E	F	G	H	I	J	K	L
避食炸、煎、燻、烤食物											●	
避食炸、煎、燻、烤及燥熱性的烘焙食物	●	●	●	●	●	●	●	●	●	●		●

勿食加工食品	勿食辛辣調味料	少油、少鹽、少糖	少油、少鹽、嚴格禁糖	嚴格全素	素多葷少	週一、三、五全素	週二、四、六、日素多葷少（8：2）	勿食促進荷爾蒙食物	勿食第一類過敏原食物
●	●	●				●	●		
●	●		●			●	●		
●	●	●	○			●	●		
●	●	●				●	●		
●	●	●				●	●	●	
●	●		●	●					
●	●		●	●				●	
●	●	●				●	●	●	
●	●	●				●	●		●
●	●	●				●	●		●
●	●	●			●				
●	●	●				●	●		

食養飲食原則	A	B	C	D	E	F	G	H	I	J	K	L
勿食第二類過敏原食物									●	●		
勿食高普林食物	●				●							
勿食玉米、馬鈴薯、番茄、青椒、甜椒、葵花籽、葵花油、花生、苜蓿芽等										●		
勿食甜食及甜度過高的水果		●	●			●	●					
勿食高鉀食品	●	●	●	●	●	●	●	●	●	●	●	●
勿每天食用相同食物，需吃3天停1天（或6天停1天）	●	●	●	●	●	●	●	●	●	●	●	●

有標記「●」者代表此類疾病的患者需特別注意。沒有「●」不代表適合食用，而是指「並非主要的飲食原則」，所以不特別強調。

「〇」代表胃酸過多、胃炎、胃潰瘍時，需嚴格禁糖，且不宜食粥、米漿等，應改以麵線或細麵拌苦茶油為主食。若過敏性疾病不嚴重者，可以食用第二類過敏原食物，過敏原食物分類請參見52頁。

甲狀腺單純性腫大與甲狀腺機能低下者，宜多食高碘食物；甲狀腺低下者勿食十字花科蔬菜。甲狀腺結節與甲狀腺機能亢進、甲狀腺癌患者，則禁食高碘食物。腺體腫瘤、甲狀腺結節、甲狀腺機能亢進等患者，忌食黃豆、黑豆，以免促進激素分泌，反而使病情惡化。

歐陽老師小叮嚀

在此特別介紹**卵油**（作法可見271頁），又稱作蛋黃油，很推薦給慢性發炎體質者，對甲狀腺低下、心肺疾病、虛冷體質、更年期，甚至是記憶力衰退皆有良效！唯不適合燥熱體質者。卵油完成後，可裝進小滴瓶中，一天內服十五到二十滴急救，一週後每天九滴保養。

這樣吃才對

用「弱鹼性飲食法」調整體質

均衡營養來自完整的食物，在三餐中，若能攝取大自然賦予的各類食物，就足以抗病防癌，所以我推薦「全餐」。所謂「全餐」是指營養完整、滿分的概念，內容應該包括：全穀類、蔬菜類、海藻類、菇菌類、大豆類等五大類。配合四季盛產的蔬果，交互替換全餐中的食材。此外，選擇上盡可能全素，或者素多葷少（素：葷＝８：２），幫助體質調整為健康的弱鹼性，快速提升自癒能力。

■食養全餐表

類別	食材舉例	食材功效
全穀類	糙米、薏仁、小麥、燕麥、五穀米（可加部分白米）等五穀雜糧類	增元補氣

蔬菜類	瓜類：冬瓜、絲瓜、葫瓜、苦瓜、黃瓜等	利尿排毒
	粗纖維蔬菜：西洋芹、蓮藕、牛蒡、空心菜、帶梗地瓜葉、竹筍、蘆筍等	通便排毒
	深色蔬菜：胡蘿蔔、菠菜、紅莧菜、甜菜根、茼蒿，以及各種深綠色葉菜	補血、造血
	十字花科：小白菜、大白菜、高麗菜、白花椰菜、綠花椰菜（西蘭花）、白蘿蔔、蕪菁（大頭菜）、油菜、芥藍菜等	防病、抗癌
	根莖類：地瓜、南瓜、芋頭、山藥、馬鈴薯等	增元補氣，強化體力
海藻類	海帶、海帶芽、海菜、紫菜、裙帶菜、海茸等海中植物	幫助轉化體質
菇菌類	香菇、草菇、洋菇、黑木耳、白木耳（銀耳）、金針菇、巴西蘑菇、杏鮑菇等（富含多醣體）	提升免疫力
大豆類	黃豆、黑豆、豆漿、豆腐、豆皮、豆干、百頁等	補充植物性蛋白質

●一天三餐怎麼排？

三餐健康其實並不難，掌握好飲食宜忌後，再搭配均衡飲食、養成良好習慣，就能擺脫疾病的糾纏。

◆早餐：❶有機精力湯或全餐。❷中型番茄一個或其他生菜一小盤。

◆午餐與晚餐：❶主食，五穀雜糧類代替白米飯，例如：糙米、薏仁、高粱、黑糯米，用沸水浸泡粗糧三十分鐘以上，再以高壓鍋烹煮。另外也可以加入黑芝麻、地瓜丁等，變化不同口感。❷配菜，從全餐表內的五種蔬菜、海藻類、菇菌類、大豆製品中各選一種，總計八種食材，料理成三菜一湯，保持營養均衡完整。

●緊急發炎救護，三階段輕食斷毒法

當身體出現嚴重的發炎反應時，我會建議採行三階段「輕食斷毒法」，完全隔離高風險的食物，僅飲用「對症飲料」和「食養蔬果汁」。

◆第一階段「減食」：讓身體有預備時期，第一天進食採七分飽、第二天五分飽，少油、少鹽、少糖，且避開咖啡、菸、酒、檳榔、零嘴等。

◆**第二階段「斷食」**：至少施行三天，若各方面條件許可，最好是七到十天，這段時間僅交替飲用對症飲料和食養蔬果汁，如果飲水量足夠，並不會特別感覺飢餓。

◆**第三階段「復食」**：將斷食天數除以三，就等於復食的天數（除不盡時需加一天），例如：斷食三天、復食一天；斷食七天，復食三天。食量「由少而多」，依復食天數慢慢調整，第一天三分飽、第二天五分飽、第三天七分飽；從早晨六點起，每間隔三小時進食。飲食內容以清淡料理為主，纖維「由細而粗」。

復食範例：晨起第一餐**木瓜泥**（197頁），早餐**糙米奶**（247頁），午餐**蔬菜泥**（254頁），接下來才陸續食用燕麥粥、麵線、細麵條等為主食，搭配軟嫩的葉菜類與豆腐、豆干、百頁，漸進式恢復飲食。待完全恢復到正常進食後，需再隔一個月，才能再進行斷食。注意：剛復食時，料理盡量不要調味，以免增加腸胃負擔。

健康生活三步驟
掌握良好生活節奏，身體自然好

在實行各種食養的同時，還需調整生活作息，雙管齊下，效果更顯著。

●健康生活第一步：避免熬夜

首先，應避免晚睡、熬夜。每天晚上盡量在晚上十一點之前就寢。以下提供幫助好眠的方法：

◆熱薑湯泡腳

利用晚間時段，約八點半前後，泡腳半小時，消除疲勞，幫助入眠。作法如下：

❶用約手掌大的老薑拍碎或切片、兩湯匙粗鹽和一大鍋水，煮至沸騰後，轉小火煮二十至三十分鐘。

❷先盛出一壺滾燙的薑湯在旁備用。以便溫度下降時可以隨時補入，讓水溫保持在四十至四十一度。

❸剩餘薑湯裝入足夠覆蓋到膝蓋高度的深桶，溫度調整為四十至四十一度，並在桶裡放入四顆高爾夫球，使兩隻腳各踩兩顆，進行腳底按摩，尤其要加強腳底的疼痛點。

❹泡腳時多穿幾件衣服，幫助身體逼汗排毒。並準備一條乾毛巾，一流汗立刻擦乾，以免著涼感冒。

◆助眠驗方

若要改善淺眠多夢，提高睡眠質量，推薦用**金針菜湯**（238頁）或**酸棗仁小米粥**（249頁）助眠。

●健康生活第二步：晨間鍛鍊

早睡早起，在天亮後半小時，待植物行光合作用後，到空曠處做柔軟操。選一個空氣清新的地方採「吸吸呼」深呼吸法，用鼻子吸氣，第一次吸一半，第二次吸到飽；再用嘴巴吐氣，口訣是：慢（慢慢吐）、細（小口吐）、長（吐氣時間拉長）、淨（排淨肺部空氣），持續三十分鐘，透過氧氣激活細胞。

●健康生活第二步：排便通暢

保持每天排便二至三次。排便就是排毒，因此要多食用通便水果，例如：早上十一或下午五點（兩餐之間），食用木瓜、火龍果、葡萄柚、柳橙。但在食用柑橘類的水果之前，需先做過敏原檢測。

檢測方法如下：備妥一種可疑的過敏原食物，以及兩杯五百毫升的熱茶湯（綠茶或烏龍茶），於起床後空腹食用大量的過敏原食物，每隔三十分鐘用電子血壓計測量脈搏，若脈衝保持平穩，代表該食物不是你的過敏原，但假使半天內便出現心跳加速的現象，請立刻飲五百毫升熱茶湯急救，相隔三十分鐘後再飲一次。

若經常排便不順，建議每一至二週採用一次灌腸保健法，以灌腸器幫助清除腸道內的宿便與汙穢。

2 Chapter 常見炎症

鼻炎、扁桃腺發炎、過敏、皮膚病、牙齦腫……這些小病都是身體最常見的發炎，因為症狀輕微，所以很容易忽略，但拖久了就可能變成慢性發炎，導致生病。

「發炎，沒有你想像的那麼簡單」

炎症，即是俗稱的「發炎」，就是我們常見的「微恙」，但請不要小看發炎！比如鼻子過敏，原本只流出清水般的鼻水，不算是嚴重的疾病，但是當清鼻水轉成黏稠的黃鼻涕，就變成了「過敏性鼻炎」，表示呼吸道受到感染。又如：牙齦炎，本來只侷限在牙齒周圍的牙齦及軟組織發炎，局部偶有灼熱與疼痛的感覺，不去注意，可能演變成口腔黏膜小潰瘍，最後造成「口腔潰爛」。

現代生活步調緊張，很多人常常有憋尿的情形，容易造成「上尿路感染」，用手指按壓就會有痛感，這是「腎炎」，容易尿頻、尿急、尿痛。腎炎是腎臟受到細菌、病毒或創傷感染，造成發炎現象，嚴重的話會導致腎功能完全喪失，引起「尿毒」。而「前列腺炎」也可能會有難纏複雜的併發症。

肩膀痛更是現代人經常遇到的困擾，若對發炎的原因認識不足，不從改變飲食下手，只會讓肩膀痛上加痛，轉變成為「肩周炎」，肩部的肌肉、肌腱、關節等軟組織發炎，這是一種慢性炎症。有人因為痛就不敢動它，其實剛好相反，每天適切的鍛鍊是很必要的。將身體站立面向牆壁，舉起痛肢，手指貼壁於牆上慢慢向上爬，爬至能忍受的最高處停留一下，每天逐漸增加爬行的高度，量力而為，這樣一天一天拉舉，自然可以改善肩周炎的毛病。

而日常的溫度變化、食物、香料、花粉、病毒細菌都有可能引起皮膚發炎，很多人出現「蕁麻疹」，發作起來很癢，甚至讓人無法入睡，夜晚無意識地搔抓會讓皮膚發炎更嚴重。身體過敏皆因起居飲食不慎而造成發炎狀態，必須調整飲食作息才可以從根本改善發炎的症狀。本章會介紹最常見的炎症，讓你從小處著手，抑制身體進一步發炎的可能。

過敏性鼻炎

季節限定的過敏症狀

季節變換時，你是不是經常「哈啾」呢？這通常是鼻炎在作祟！常見鼻炎類型有：過敏性鼻炎、病毒引起的急性鼻炎（俗稱感冒）、細菌感染造成的鼻竇炎。急性鼻炎和鼻竇炎需及早就醫治療；若症狀偏向鼻塞、打噴嚏、鼻涕倒流時，建議從預防性飲食著手，避開過敏原食物。

有兩種類型的食物容易引起過敏，第一類：牛奶、蛋、蝦、蟹、芒果、竹筍；第二類：各種麥類（大麥、小麥、燕麥、蕎麥等，過敏原主要在麥麩）、茄子、南瓜、芋頭、草莓、鳳梨、奇異果、花生、花粉、蜂蜜，這些都是「中獎」機率比較高的食物，但每個人體質不同，過敏原也不盡相同。若是每週低於一次的輕微過敏，請避開第一類過敏原食物；若是每週二到三天以上的嚴重過敏，應同時遠離第一、第二類過敏原食物。

●利用食養飲品，對抗過敏性鼻炎

想對抗過敏性鼻炎，可利用熱茶湯、魚腥草紅棗湯，以及胡蘿蔔原汁和蘋果原汁交替飲用，就能達到優異的效果。建議以一星期為週期，平常的下午三點前飲熱茶湯、下午三點後飲魚腥草紅棗湯、晚間飲胡蘿蔔原汁或蘋果原汁，到了週日改飲白開水。

◆熱茶湯（262頁）

熱茶湯可使用綠茶沖泡，綠茶具有消炎、防癌的效果，且是日常救急、保健的生活妙方。綠茶的好處雖多，但不適合腎病和胃病患者飲用。

◆魚腥草紅棗湯（259頁）

魚腥草是一種天然的抗生素，有助於改善鼻子、耳朵、眼睛、皮膚等部位的發癢症狀。新鮮魚腥草帶有特殊嗆味，不易被人接受，但乾燥魚腥草就沒有這個問題。魚腥草偏寒涼，而紅棗籽帶熱氣，兩者相互平衡。

◆胡蘿蔔原汁、蘋果原汁（200、204頁）

新鮮蔬果含天然酵素，能活化細胞、提高內臟機能與免疫力，能更快緩解鼻炎，效果強，鼻炎嚴重者建議多多飲用。

☑ 食養二分法，排餐範例

時間	週一、三、五	週二、四、六	週日
晨起	熱茶湯300毫升		溫開水300毫升
早餐	生食：胡蘿蔔絲拌薑絲1盤。熟食：主食與3菜1湯（請見全餐表）		
10點	熱茶湯300毫升		溫開水300毫升
午餐	生食：胡蘿蔔絲拌薑絲1盤。熟食：主食與3菜1湯（請見全餐表）		
15點	熱茶湯300毫升		溫開水300毫升
16點	魚腥草紅棗湯500毫升		溫開水300毫升
17點	胡蘿蔔原汁300毫升	蘋果原汁300毫升	溫開水300毫升
晚餐	生食：胡蘿蔔絲拌薑絲1盤。熟食：主食與3菜1湯（請見全餐表）		

20點	胡蘿蔔原汁300毫升	蘋果原汁300毫升	溫開水300毫升
睡前	魚腥草紅棗湯200毫升		溫開水200毫升

※依個人每日總飲水量（體重公斤數×四十毫升）調整對症飲料和食養蔬果汁飲用量；孩童需減半。

歐陽老師的叮嚀

任何療法「過猶不及」都不好，食養也是。比如說，有人每天喝豆漿，結果身體檢查時發現尿酸值過高！黃豆製成的豆漿含有普林，容易形成高尿酸，但問題不在豆漿，而是飲食必須有所節制，才能降低潛在風險。我建議連續服用保健食品三天後應暫停一天，而對症飲料則在六天後暫停一天，留給身體休息空間，達到最佳成效。

●其他改善鼻炎的方式

晨間慢跑三十分鐘是改善鼻炎的極佳運動，更能提升抵抗力，降低過敏機率。剛開始進行時記得戴上口罩，減少冷空氣的刺激；經過七至十天的適應，再依狀況摘除口罩。若學生或上班族平日有時間壓力，就在週末假期進行。

也可利用「洗鼻器」和「蒸臉器」進行鼻腔保養，兩者隔日輪流使用。

◆洗鼻器

將三十八至四十度的生理食鹽水裝入洗鼻器，從左鼻灌入、右鼻流出，持續三到五分鐘，再換側清洗。洗鼻器可到西藥房或醫療器材店購買。

◆蒸臉器

蒸臉器是許多女性朋友必備的美容道具，用來改善鼻炎也很有效。將魚腥草紅棗湯過濾後，裝入蒸臉器，開啟電源，讓鼻子透過蒸氣，吸入魚腥草精油，進行時間約二十分鐘。

牙齦炎（牙齒疾病）

降火氣、提升免疫力是最佳良方

誰說牙疼不是病？疼起來真是要人命！當你出現蛀牙、牙周病、牙齦浮腫等症狀，首先需調整刷牙習慣：睡前先以牙周病專用牙膏刷牙，再用濃度較高的鹽水或熱茶湯漱口，藉以滅菌消炎。除了晨起與睡前刷牙，最好隨身攜帶牙刷，便於餐後清潔口腔，避免食物殘渣在齒縫發酵，滋生細菌。

牙疼是肝火旺盛的外在表現，飲食應遠離助長肝火的辣椒、咖哩、芥末、沙茶醬、胡椒粉等調味，及炸、煎、燻、烤的料理，應以平性、涼性、寒性的蔬果為宜，忌用熱性、少用溫性，便於降火（請參考19～20頁的「常見蔬果屬性分類」）。

●利用食養飲品，對抗牙齒疾病

不同體質者在牙疼時需要飲用的飲品不太相同，因此我們從提升免疫力著手，針對體質及原有病症安排食養蔬果汁及對症飲料。

常用於改善牙齒疾病的六種食養蔬果汁：

食養蔬果汁有助促於提升進內臟機能，搭配新鮮野菜藥草，就能退火消炎、減緩牙疼。趁鮮飲用，一至二回即可見效。需特別注意：食養蔬果汁多少含有糖分，飲用後記得漱口。

容易栽種的左手香，普遍適用於各種牙疼，亦可換成新鮮的車前草、咸豐草或魚腥草，再搭配甜度較低的平性、涼性水果榨成**左手香果汁**（210頁）。若有血糖、血壓、血脂等「三高」或癌症的患者，則建議飲用利用五種不同蔬果（蘋果、大黃瓜、苦瓜、青椒、西洋芹）製成的**五汁飲**（212頁）。

如果是腎功能異常或尿酸、尿蛋白指數偏高的牙齦炎患者，需挑選含鉀量較低的蔬果，建議飲用**蓮藕生汁**（235頁）和**西瓜水梨汁**（210頁），不過西瓜水梨汁因甜度較高，喝完後記得漱口！若要鎖定降血壓、血糖，同時降火消炎、減緩牙疼，那麼就喝以胡蘿蔔、番茄、西洋芹及檸檬製作而成的**淨血蔬果汁**（203頁）吧。

當身體百病叢生，抵抗力下降時，最需要豐富的維他命C！以柳橙、檸檬、葡萄做成的**高C果汁**（211頁）最為合適。另外，**番茄汁**（203頁）也是很好的消炎聖品，因為它屬於抗氧化食物，能抑制體內自由基，適用於各種病症；雖然說茄紅素經過加油加熱，較容易被人體吸收，但高溫卻會破壞其中的酵素和維生素B、C，因此生食或熟食各有千秋。

牙疼時喝**小麥草柳橙汁**（194頁）也有絕佳功效，小麥草的味道雖然不討喜，卻有許多人天天喝，因為小麥草有特效，能有效抗癌、降血壓、降血糖！牙疼時混著柳橙汁喝，不但能降低小麥草味也能消炎。

常用於改善牙齒疾病的六種對症飲料：

若有眼睛發癢、耳鳴、鼻塞、打噴嚏、鼻涕倒流、異位性皮膚炎、蕁麻疹等過敏症狀的人，牙疼時，適合飲用**魚腥草茶**（260頁），亦可與**熱茶湯**（262頁）輪替。若牙疼伴隨口臭，代表肝火過旺，需飲用**魚腥草薄荷茶**（261頁），且不能加糖。切記：熬夜是牙疼的大忌，務必要早點就寢，否則症狀會更嚴重！

癌症患者若牙齦發炎，則有兩種對症飲品。非腺體腫瘤者，例如：骨癌、胃癌、肝癌、大腸癌等，宜用**五行蔬菜湯**（236頁）；腺體腫瘤者，例如：乳癌、卵巢癌、子宮癌、前列腺癌、淋巴癌等，宜用**半枝蓮白花蛇舌草茶**（264頁）。

如是有尿酸和痛風症狀，或長期服用藥物導致腎功能異常的朋友，牙疼時則建議用**蓮藕湯**（235頁）和**淡竹葉葫瓜湯**（237頁）輪替飲用。而更年期的患者，則建議飲用**牛蒡清湯**（233頁）來緩解口腔發炎症狀。

歐陽老師的叮嚀

夜間睡眠是修補臟器的黃金時間，最好在晚上八點半過後不飲用任何湯汁（包括開水），以免夜尿。若感覺口渴，適量食用水果，即可解渴。假使沒喝水還會夜尿，代表體質偏虛，建議將黑芝麻兩公克、栗子（乾品）三個、去籽紅棗三個，分別碾碎，加入米飯中烹煮。三餐食用，便可改善體虛夜尿。

☑食養二分法，排餐範例

時間	週一、三、五	週二、四、六、日
晨起	對症飲料(A)500毫升	對症飲料(B)500毫升
運動後	對症飲料(A)200～300毫升	對症飲料(B)200～300毫升
早餐	生食：有機小黃瓜1條或其他生菜1盤。 熟食：主食與3菜1湯（請見全餐表）	
10點	對症飲料(A)500毫升	對症飲料(B)500毫升
午餐	生食：有機小黃瓜1條或其他生菜1盤。 熟食：主食與3菜1湯（請見全餐表）	
15點	對症飲料(A)500毫升	對症飲料(B)500毫升
17點	食養蔬果汁(A)300毫升	食養蔬果汁(B)300毫升

時間	週一、三、五	週二、四、六、日
晚餐	生食：有機小黃瓜1條或其他生菜1盤。 熟食：主食與3菜1湯（請見全餐表）	
20點	食養蔬果汁(A)300毫升	食養蔬果汁(B)300毫升
睡前	對症飲料(A)200毫升（可省略）	對症飲料(B)200毫升（可省略）

※依個人身體症狀挑選對症飲料與食養蔬果汁各兩種，(A)與(B)需隔日輪替。並依個人每日總飲水量（體重公斤數×四十毫升）調整飲用量；若為孩童，則用量需減半。

扁桃腺炎（咽喉炎）

使用涼性蔬果消炎降火

扁桃腺就像人體的守門員，當身體遇到病毒、細菌侵犯時，便會啟動防禦機制，出現發炎、喉痛等症狀。若扁桃腺常常發炎，代表抵抗力下降，身體正對你發出警訊，建議平日出入公共場所時在口中含一顆無添加糖精、色素、防腐劑的有機酸梅，或二至三片沒有農藥汙染的茶葉，抑制由口而入的細菌。

此外，水果醋也具有出色的殺菌效果，但必須是天然釀造的原醋，沒有任何化學添加物。我習慣將水果醋裝入噴霧瓶，隨身攜帶，若發覺喉嚨不對勁，就朝向嘴裡噴幾下，即刻緩解不適。

●利用食養飲品，對抗扁桃腺發炎

扁桃腺發炎時，最先會出現喉嚨痛、吞嚥困難的症狀，接著，會食欲不振、吃不下飯。這段期間的飲食應以流質為主，補充身體所需的營養，例如以胡蘿蔔、大白菜、大黃瓜、馬鈴薯、香菇、海帶芽、地瓜等，煮成的**蔬菜泥**（254頁）；而五穀米能補充熱量、腰果提供天然油脂，將兩者用果汁機攪打成的**五穀奶**（220頁）也很適合。

新鮮蔬果對身體好處多多，但扁桃腺發炎時，應選擇偏涼性和寒性的蔬果（請見19～20頁的「常見蔬果屬性分類」）；而飲用食養蔬果汁又比生食蔬果的效果更好，建議以**五汁飲**（212頁）和**淨血蔬果汁**（203頁）輪替。

此外，從食養改善扁桃腺炎，需使用降火消炎的食材，其中以左手香和明日葉最為有效。在生機飲食店裡購買明日葉，直接萃取原汁或切段後在口中咀嚼皆可，雖然稍帶有苦味，卻能顯著改善不適。至於左手香，除了直接在青草店或花市裡購買，建議可挑選枝幹較硬者，回家自行栽植，方便使用。平日則可將**車前草茶**（265頁）和**魚腥草茶**（260頁）當作主要的日常解渴飲料，兩者交替飲用，利尿排毒。

假使經常感冒或扁桃腺發炎，應從平日的預防飲食著手，在早餐喝一杯**精力湯**，作法請參見222頁，並加入三公克藍藻（螺旋藻），若經濟許可則額外添加三十毫升的酵素液。生活中多飲用**高C果汁**（211頁），提升自癒力，就不容易生病。

人之所以容易生病，往往是新陳代謝出狀況，因此，利尿、通便、排汗是非常重要的！成人最好每天至少要補足兩千五百毫升的水分、多食用粗纖維、適度運動或睡前用熱薑湯泡腳逼汗，進行體內環保。

歐陽老師的叮嚀

除了需遠離容易上火的辣椒、咖哩、芥末、沙茶醬、胡椒粉等辛辣佐料，以及炸、煎、燻、烤料理和烘焙食品之外，當扁桃腺發炎時，平日被我們視為保健食品的芝麻粉、三寶粉（包括大豆卵磷脂、小麥胚芽、啤酒酵母），因其屬性偏溫熱，也容易上火，應該暫停食用。

☑ 食養二分法，排餐範例

時間	週一、三、五	週二、四、六、日
晨起	車前草茶500毫升	魚腥草茶500毫升
運動後	車前草茶200~300毫升	魚腥草茶200~300毫升

時間	週一、三、五	週二、四、六、日
早餐	生食：精力湯或生菜沙拉1盤。 熟食：主食與3菜1湯（請見全餐表）	
10點	車前草茶500毫升	魚腥草茶500毫升
11點	左手香果汁250毫升	
午餐	生食：生菜沙拉1盤。 熟食：主食與3菜1湯（請見全餐表）	
15點	車前草茶 200～300毫升	魚腥草茶 200～300毫升
17點	左手香果汁250毫升	
晚餐	生食：生菜沙拉1盤。 熟食：主食與3菜1湯（請見全餐表）	
20點	淨血蔬果汁300毫升	五汁飲300毫升
睡前	車前草茶200毫升（可省略）	魚腥草茶200毫升（可省略）

※依個人每日總飲水量（體重公斤數×四十毫升）調整飲用量；孩童需減半。

過敏疾病（含自體免疫性疾病）

找出過敏原，多吃溫熱食材

過敏疾病的表現範圍非常廣，包括：耳鳴、耳朵癢、打噴嚏、鼻塞、鼻涕倒流、眼睛發癢、異位性皮膚炎、蕁麻疹，以及因自體免疫性疾病引起的紅斑性狼瘡、類風濕關節炎等等。根據統計，台灣的過敏人口逐年飆升，除了藥物治療之外，更應該從食物著手，嚴格避開可能的過敏原，並透過運動和食養來強化體質。

我們要有基本觀念：過敏患者通常有對應的過敏原食物，且每個人不盡相同，但普遍情況下，「嫌疑」比較高的食物應該盡量避免，藉由四到六個月療程與忌口，轉化體質，往後即使少量吃到過敏原食物，也不致於發病。值得注意的是，有過敏體質的女性朋友在懷孕期間，必須全程嚴格忌口，降低將過敏體質遺傳給子女的機率。

我必須一再強調，無論是各種疾病，都請遠離炸、煎、燻、烤、烘焙食品、加工食品和辛辣物（詳見22頁的「食養飲食原則」）。過敏期間最好能夠吃全素，或是素多葷少，因為雞、鴨、牛、豬等各種肉類來源多為人工養殖，恐有抗生素、生長激素的殘留風險，而且又屬於酸性食物，建議盡量避免，才能走向「零風險」，讓身體保持最佳狀態。

■容易引發過敏的食物

分類	過敏原食物舉例	停用時機
第一類	牛奶、蛋、蝦、蟹、芒果、竹筍	輕微過敏、嚴重過敏時，羅患自體免疫性疾病時
第二類	各種麥類（大麥、小麥、燕麥、蕎麥等，過敏原主要在麥麩）、茄子、南瓜、芋頭、草莓、鳳梨、奇異果、花生、花粉、蜂蜜	嚴重過敏時，羅患自體免疫性疾病時
第三類	玉米、馬鈴薯、番茄、辣椒、甜椒、花生、葵花籽、葵花油	羅患自體免疫性疾病時

●過敏部位的照護

過敏出現的部位多是皮膚和鼻子。皮膚過敏，大部分是接觸到過敏原，例如散播在空氣中的花粉、灰塵，會讓人皮膚癢、打噴嚏或咳嗽等。而鼻子過敏有百分之九十八以上是因為「塵蟎」，它們藏匿在棉被、枕頭、絨毛玩具等，尤其台灣濕熱的天候，更是適合塵蟎繁殖的環境。

◆皮膚過敏

皮膚發癢最忌用手抓，若抓破皮容易細菌感染，造成惡化。建議到藥局買單片包裝酒精棉片，擦拭在患部，就能快速殺菌、止癢。或熬煮高濃度的熱茶湯，裝入小玻璃瓶，待需要時，用乾淨棉花棒沾取，塗抹在患部，也能達到止癢效果。

◆鼻子過敏

若鼻子過敏，最好能持續一個月的晨間慢跑，透過鍛鍊改善體質，效果比食養更顯著。慢跑時，請戴上口罩，避免冷風迎面，引發過敏。另搭配物理保養，例如：用「洗鼻器」和「蒸臉器」，也能緩解症狀，詳細可參考40頁。

歐陽老師的叮嚀

女性朋友可能還會有私密處搔癢的問題，建議洗澡前，先稍微清洗下體，再以三十九至四十度的濃熱茶湯（綠茶或烏龍茶皆可）放入小盆，採坐浴方式浸泡十分鐘，然後洗澡。持續十天，即可告別惱人的搔癢了。

●利用食養飲品，對抗過敏

要對抗過敏，首先推薦**熱茶湯**（262頁），尤其烏龍茶和綠茶具有很強的效果。例如：出現急性過敏症狀時，請立刻飲用五百毫升的熱茶湯緩解；相隔三十分鐘，再喝五百毫升，過敏的症狀即可全退。使用熱茶湯改善過敏時，請記得在下午三點之前，避免影響夜間的睡眠品質；而下午三點過後請改用**魚腥草紅棗湯**（259頁）和**黃耆紅棗枸杞湯**（242頁）。魚腥草紅棗湯對於耳、鼻過敏格外有幫助，黃耆紅棗枸杞湯則能提升免疫力。

過敏期間，建議選擇單一種類的蔬果榨汁，如**胡蘿蔔原汁**（200頁）或**蘋果原汁**（204頁），最好在晚間空檔（約八點到八點半間），以分離式榨汁機萃取原汁三百毫升，趁鮮飲用。餐間水果可安排通便的木瓜和健胃的蘋果，於上午十一點和下午五點兩個空腹時段食用。

三餐前的生食有助活化內臟機能，但過敏體質偏寒涼，因此建議傾向食用溫熱食材，以免引發過敏。例如：將胡蘿蔔刨絲後搭配薑絲，適度調入鹽、糖、醋（或不調味），或選用平性的有機高麗菜，切絲後撒入少許葡萄乾。三餐熟食的選擇請見26頁的「食養全餐表」，各選一種組合成三菜一湯。

在保健食品方面，則推薦抹茶粉和藍藻，皆可於生機飲食店購買。於早餐前一小時和下午五點各取三公克的抹茶粉或藍藻，調入兩百至三百毫升的溫開水後再飲用。

☑ 食養二分法，排餐範例

時間	週一、三、五	週二、四、六、日
晨起	熱茶湯300毫升	
運動後	抹茶粉3公克加溫開水200毫升	藍藻3公克加溫開水200毫升
早餐	生食：胡蘿蔔絲拌薑絲1盤 熟食：主食與3菜1湯（請見全餐表）	生食：高麗菜絲拌葡萄乾1盤 熟食：主食與3菜1湯（請見全餐表）

時間	週一、三、五	週二、四、六、日
10點	熱茶湯500毫升	
11點	木瓜（小）1個	蘋果1個
午餐	生食：胡蘿蔔絲拌薑絲1盤 熟食：主食與3菜1湯（請見全餐表）	生食：高麗菜絲拌葡萄乾1盤 熟食：主食與3菜1湯（請見全餐表）
15點	抹茶粉3公克加溫開水200毫升	藍藻3公克加溫開水200毫升
16點	黃耆紅棗枸杞湯500毫升	魚腥草紅棗湯500毫升
17點	木瓜（小）1個	蘋果1個
晚餐	生食：胡蘿蔔絲拌薑絲一盤 熟食：主食與3菜1湯（請見全餐表）	生食：高麗菜絲拌葡萄乾一盤 熟食：主食與3菜1湯（請見全餐表）
20點	木瓜（小）1個或胡蘿蔔原汁300毫升	蘋果1個或蘋果原汁300毫升
睡前	黃耆紅棗枸杞湯200毫升	魚腥草紅棗湯200毫升

腎炎（腎病）

降低鈉攝取量，減輕腎臟負擔

全世界國家的洗腎人口比例中，台灣的佔比最高，我們應該對腎臟病有更多認識，才能真正預防。腎臟，俗稱腰子，位於腰背部兩側，左右各一個，形狀有點像蠶豆，是非常重要的內臟器官。人類為了維持生命，需要攝取食物，食物經過代謝後會產生廢物，而腎臟就具有排泄代謝後廢棄物的功能。

■腎病的症狀

臨床症狀	生化檢驗值
頻尿（夜間頻尿）。排尿困難或疼痛。臉部浮腫或手腳浮腫。背部肋骨緣下面疼痛。	血壓突然變高。血清肌酐酸（mg/dl）：女性大於1.2；男性大於1.4。腎絲球過濾率每分鐘小於六十毫升。

腎臟因各種疾病，漸漸失去功能，稱為慢性腎衰竭。當腎臟功能衰退，有害物質無法排出體外，健康就會亮紅燈。除了定期健康檢查，及早發現、及早治療，最重要的還是從日常飲食與生活作息著手。

●限制「五高」食物的攝取

對不同病症需實施不同飲食原則，但「限制飲食」其實是下策，最好還是兼顧均衡的營養。這裡的「五高」是指高鈉、高鉀、高磷、高蛋白、高普林，主要是針對大方向的建議。腎病患者應該定期到醫院檢測血液中的鈉、鉀、磷離子含量，再評估執行細節。

◆低鈉飲食

簡單說，「鈉」就是鹽，對人體也不可或缺，我建議腎病患者採隔日禁鹽的方式，降低攝取量，避免高血壓和水腫。罐頭、泡麵、醃漬品，及味精、醬油、烏醋等鈉含量都很高，最好遠離加工食品，改以天然食物為主。

◆低鉀飲食

鉀離子太高容易引發心跳不正常。常見的高鉀食物有：紫菜、髮菜、韭菜、莧菜、菠菜、空心菜、山藥、地瓜、芋頭、馬鈴薯、香蕉、奇異果、楊桃、甜瓜、低鈉鹽、酵母粉、咖啡、茶。鉀離子溶於水，所以建議食材用沸水汆燙後瀝乾，減少鉀含量。

◆低磷飲食

當腎功能衰退，磷離子會在血液中堆積，引起其他併發症，因此要限制內臟、蛋黃、堅果、卵磷脂、糙米、五穀雜糧等的攝取量。例如：雞蛋需隔日才食用，而且要去除蛋黃。值得一提的是，就養生角度來看，我總鼓勵大家以五穀代替白米；但對腎病患者來說，反而建議吃白米飯，避免磷離子過量。

◆低蛋白飲食

雖然蛋白質太多會增加腎臟負擔，但不足又有營養不良的問題，所以我建議從量來控制，例如：三餐中只有一餐吃肉。

◆低普林飲食

普林含量高的食物，包括：雞、鵝、牛、動物內臟，以及各種豆類、菇類、蘆筍、紫菜、銀耳等，容易產生尿酸，造成腎臟負擔，因此需斟酌控制。

●利用食養飲品，對抗腎炎

「飲水量」對腎病的排餐格外重要，建議用手指按壓下肢，觀察指印是否久久無法復原？若有，則代表有水腫狀況，請先記錄一整天總排尿量，再加三百毫升，即是隔天飲水量的上限；沒有水腫問題者，則用體重公斤數乘以四十毫升，即每日的飲水總量。

我推薦將**蓮藕湯**（235頁）和**淡竹葉葫瓜湯**（237頁），當開水飲用，尤其是服藥期間，這兩款飲品都能保護腎臟機能。特別提醒，護腎對症飲料都不宜調味，但可加入玉米鬚一起煮，能夠加強利尿效果，改善水腫。建議到中藥房購買玉米鬚（乾品）較佳。

新鮮水果所含的維生素B、C和酵素對養生很重要，但腎病患者需避開高鉀的香蕉、楊桃、芒果，應以西瓜、蘋果、梨子、柳丁、香吉士為主要種類，建議在空腹時食用兩百至兩百五十公克（約一碗量）。食養蔬果汁則具有出色的食療效果，腎病患者請用**黃瓜蘋果汁**（204頁）和**西瓜水梨汁**（210頁）輪替，於晚間八點或八點半時飲用。

至於三餐，需兼顧生食與熟食，確保完整營養素不被高溫破壞。餐前生食小黃瓜一條或結球萵苣一小盤，主食是白米飯，搭配各種瓜類（南瓜除外）、茭白筍、玉米筍、洋蔥、青蔥等；綠色葉菜多屬於高鉀，可先用沸水汆燙兩分鐘，降低含鉀量，但仍需酌量食用；海藻和菇類則盡量不碰。蛋白質方面，請慎選有機雞肉，雞蛋要去掉蛋黃，而且不宜天天吃。建議向醫院或衛福部索取各種食物的含鉀量列表，較方便選擇日常飲食。

歐陽老師的叮嚀

對腎病患者來說，高濃縮、高單位的保健食品會徒增腎臟的負擔，因此，服用保健食品時必須更謹慎，才不會得到反效果。若要補充體力，我推薦藍藻，吃一天停一天，且用量減半，每回一・五公克即可。

☑ 食養二分法，排餐範例

時間	週一、三、五	週二、四、六、日
晨起	蓮藕湯300毫升	淡竹葉葫瓜湯300毫升
運動後	藍藻1.5公克	暫停
早餐	生食：小黃瓜1條 熟食：白米飯與3菜1湯（見全餐表）	生食：萵苣（結球）1小盤 熟食：白米飯與3菜1湯（見全餐表）

時間	週一、三、五	週二、四、六、日
10點	蓮藕湯300毫升	淡竹葉葫瓜湯300毫升
11點	蘋果1個	水梨1個
午餐	生食：小黃瓜1條 熟食：白米飯與3菜1湯（見全餐表）	生食：萵苣（結球）1小盤 熟食：白米飯與3菜1湯（見全餐表）
15點	蓮藕湯300毫升	淡竹葉葫瓜湯300毫升
16點半	蓮藕湯300毫升	淡竹葉葫瓜湯300毫升
17點	木瓜（小）1個	蘋果1個
晚餐	生食：小黃瓜1條 熟食：白米飯與3菜1湯（見全餐表）	生食：萵苣（結球）1小盤 熟食：白米飯與3菜1湯（見全餐表）
20點	黃瓜蘋果汁300毫升	西瓜水梨汁300毫升
睡前	黃耆紅棗枸杞湯200毫升	魚腥草紅棗湯200毫升

※請視身體有無水腫現象，彈性調整每日飲水量。

皮膚病
體內環保做得好，皮膚就能沒煩惱

有句話說：「臉上的皮膚是腸子的鏡子。」從皮膚發癢到生痘長瘡（蝴蝶斑、紅斑性狼瘡等），都是內臟不健康的反映。

以生痘長瘡為例，通常是愛吃「垃圾食物」的關係，包括容易上火的炸、煎、燻、烤的食物，例如：鹹酥雞、油條、零食等；或經常晚睡，導致肝火旺盛，臉上也會長痘子。另，有些人的臉上容易長黑斑，則是因為腸道內的宿便太多。因此，養顏美容絕對必須從體內環保做起，否則塗抹再多的保養品也只是治標不治本，無法真正從裡美到外。

想要美麗更上一層樓，就得落實體內環保，調整生活節奏，我在此特別要強排便的重要性，最好每天三次排便，才能達到排毒的效果。

一天通便三次的具體作法：

❶少吃精緻食物，多吃地瓜、南瓜、芋頭、馬鈴薯、山藥，及蓮藕、西洋芹、竹筍、蘆

筍、芥藍菜、空心菜、帶梗地瓜葉等粗纖維蔬菜，幫助腸道蠕動。

❷每天食用二到三次的通便水果，例如：木瓜、火龍果、葡萄柚、奇異果等。

❸每天攝取足量的水分，並於晨起時飲用鹽水（海鹽一公克＋溫開水五百毫升）、晚間飲用蜂蜜水（蜂蜜二十到三十毫升＋溫開水兩百毫升），達到潤腸通便的效果。粗鹽可選海鹽、湖鹽、岩鹽、竹鹽等，能夠提供人體所需的鈣、鎂、鉀、鈉、鐵等微量元素，勝過於一般的精製鹽。

假如皮膚經常發癢，多數是過敏體質所引起，此時要先找出自己的過敏原食物，暫時避開，同時積極地調養，控制過敏症狀。請以下午三點為界線，在此之前飲用四十度以上的熱綠茶或烏龍茶三回，三點之後改飲**魚腥草紅棗湯**（259頁），既能舒緩過敏症狀，又不會影響夜間睡眠品質。

●利用食養飲品，對抗皮膚病

皮膚病有很多種，這裡提供三種較常見的病症：白斑（汗斑）、乾癬（牛皮癬）、紅斑性狼瘡（蝴蝶斑），其各自外敷內服的改善方法。

◆白斑

白斑的生成，通常與體內黑色素母細胞的機能退化有關，此時應少吃高維生素C的食物，以免惡化擴散。在食養部分，我建議善用**綜合蔬菜泥**（256頁），種類越多元越好，包括五顏六色的胡蘿蔔、小黃瓜、芹菜、馬鈴薯、綠花椰菜、海帶、香菇、豆腐等，每天食用二至三回。

外敷方法：將紫色茄子斜切，用帶有黏液的切面去沾取硫黃粉（可於中藥行購買）後，在長白斑的局部皮膚試驗，用力摩擦一、兩分鐘至發熱，稍微暫停待乾，再繼續摩擦，反覆三回。每天上午和下午各進行一次，持續一週後，若白斑改善，就能在全身患處施行。

◆乾癬

乾癬，又名牛皮癬、銀屑病，是免疫力下降造成。食養部分則建議在週一、三、五飲用**胡蘿蔔蘋果汁**（202頁），週二、四、六、日飲用**五汁飲**（212頁），幫助身體提升自癒力。

外敷方法：採摘未熟的青木瓜，將切除蒂頭後產生的白色乳汁，塗抹在局部患處試驗，待稍微乾掉後再塗抹，反覆三回，加強效果。每天上午和下午各進行一次，持續一週後，若乾癬改善，就能在全身患處施行。青木瓜可以重複使用數天，直到乳汁用完。

◆紅斑性狼瘡

紅斑性狼瘡屬於自體免疫系統的疾病，代表白血球紊亂，進而攻擊自身的細胞。若患有紅斑性狼瘡，日常需特別避免日曬。

飲食方面，首先暫停玉米、馬鈴薯、番茄、甜椒、辣椒、花生、葵花籽、葵花油等禁忌食材，並且吃素半年，盡快將體質調整為弱鹼性；同時增加生食比例，包括每天三餐的餐前生菜和新鮮水果（木瓜、火龍果），以及週一、三、五飲用胡蘿蔔蘋果汁，週二、四、六、日飲用**高C果汁**（211頁）。

無論是任何皮膚疾病，我都極力推薦購三階段輕食斷毒法（詳見28頁），遠離各種加工食品，讓身體回復到純淨的狀態。

前列腺腫大

防止早衰，從食療做起

前列腺（又稱攝護腺）是男性特有的腺體。前列腺腫大會出現排尿不順、尿量減少、殘尿等早衰或老化現象，此時我們可善用蜂王漿、牛蒡、山藥、當歸、榴槤五種食材，促進分泌荷爾蒙。台灣大約有八成超過五十歲的男人有攝護腺肥大的問題，通常是由泌尿道感染而來，另外，過度勞累、血液循環不良、長時間憋尿、壓力、菸酒過量、性生活過度、飲食不當等也會造成前列腺腫大。

一旦有此情況，需積極調整不當的生活作息，不可日夜顛倒，避免熬夜，勤加運動。飲食上避開辛辣、刺激的食物，多吃蔬果、多喝水，減少因發炎所引起的困擾。

●利用食養飲品，對抗前列腺腫大

首先，用對症飲料**黃耆紅棗枸杞湯**（242頁）和**牛蒡薑湯**（232頁）替代日常飲水，隔日輪替。建議將每週用量一次煮好，放入冰箱冷藏，飲用前再次煮沸後，隔水降溫即可入口。於每天晨起、十點、下午四點這三個時段各飲五百毫升，睡前兩小時再喝兩百毫升。若會夜尿則省略睡前，視情況食用少量水果解渴。夜尿打斷睡眠，對任何病症的休養都是不利的，應該想辦法克服。黃耆紅棗枸杞湯在此的功用是補血、補氣，預防早衰。牛蒡薑湯的重點在於牛蒡，可促進荷爾蒙的分泌，記得加入薑片三到五片，即可中和偏寒涼的屬性。

蔬果中的酵素、維生素B和C，對身體的助益良多。食養更是強調新鮮蔬果所含的天然酵素，每天空腹時飲用食養蔬果汁一至三回，每回兩百五十至三百毫升，效果最好。**山藥豆奶**（219頁）和**藥草精力湯**（224頁），對於改善前列腺腫大的功效非常顯著。山藥乾品在中藥材裡稱為「淮山」，新鮮山藥的品種有國產和進口之分，呈長直條狀的日本種建議生食，而國產種不宜生食，否則容易引發過敏。藥草精力湯可至青草店挑選適量青草，但藥草含植物鹼，需酌量使用；再搭配各種水果，如蘋果、香蕉、鳳梨、奇異果、火龍果等打成精力湯飲用。

有前列腺腫大的問題時，推薦飲用蜂王漿，促進荷爾蒙分泌，延遲身體機能老化；蜂王漿本身不易入口，但與蜂蜜、花粉調成**三合一蜂王漿**（217頁）後，風味變好，療效也更好。只要日常生活中保持均衡飲食，其實不需要補充額外的保健食品，但若身體出現不適，飲食緩不濟急，就可透過高單位保健食品，快速發揮作用。

歐陽老師的叮嚀

蔬果酵素也適用於前列腺腫大，用多種蔬果發酵而成的液體酵素，能活化細胞，以酵素液三十毫升兌入溫開水兩百至三百毫升，即可飲用。

●前列腺消腫食療

前列腺腫大是一種機能退化，與腫瘤不同，若能強化三餐飲食，就能明顯改善。食材經過烹煮會流失營養成分，尤其酵素、維生素C和B都不耐高溫，所以，我極力推薦將「生食」納入三餐，才能短期見效。

◆餐前

建議生食一個中型番茄或一條小黃瓜。生食的蔬果以有機為佳，除了考量農藥與化肥問題外，有機作物產於有機土壤，獲得的養分才足以療癒身體。餐前生食可依個人體質稍作調整。

◆早、中、晚三餐

我建議採用全餐，請從「全餐表」（26頁）的八類食材各選一種，烹調成三菜一湯。

◆餐間

前列腺腫大的患者以年長男性居多，往往也伴隨「排便困難」問題，因此安排具有通便效果的木瓜和火龍果，每回以一個小型木瓜（至少兩百五十公克）或小型火龍果為宜。若是糖尿病或癌症的患者，火龍果應選白肉品種，比較不甜。

☑食養二分法，排餐範例

時間	週一、三、五	週二、四、六、日
晨起	黃耆紅棗枸杞湯500毫升	牛蒡薑湯500毫升
運動後	三合一蜂王漿200毫升	酵素液30毫升加溫開水200毫升
早餐	生食：番茄（中）1個 熟食：主食與3菜1湯（見全餐表）	生食：小黃瓜1條 熟食：主食與3菜1湯（見全餐表）

10點	黃耆紅棗枸杞湯500毫升	牛蒡薑湯500毫升
11點	木瓜（小）1個	火龍果（小）1個
午餐	生食：番茄（中）1個 熟食：主食與3菜1湯（見全餐表）	生食：小黃瓜1條 熟食：主食與3菜1湯（見全餐表）
15點	三合一蜂王漿300毫升	酵素液30毫升加溫開水300毫升
16點	黃耆紅棗枸杞湯500毫升	牛蒡薑湯500毫升
17點	木瓜（小）1個	火龍果（小）1個
晚餐	生食：番茄（中）1個 熟食：主食與3菜1湯（見全餐表）	生食：小黃瓜1條 熟食：主食與3菜1湯（見全餐表）
20點	山藥豆奶300毫升	藥草精力湯300毫升
睡前	黃耆紅棗枸杞湯200毫升或木瓜（小）1個	牛蒡薑湯200毫升或火龍果（小）1個

肩周炎

肩膀僵硬，關節痠痛

肩周炎係指肩部周圍軟組織發炎，因好發於四、五十歲，又稱「五十肩」。當肩膀開始僵硬、關節痠痛、手臂抬不起來，代表肩周炎已經找上門，這時建議改變三餐飲食結構，把身體調理為弱鹼性體質，就能早日遠離病痛。

●利用食養飲品，對抗肩周炎

當你受肩周炎所苦時，應暫時避開熱性與溫性的食物，並且戒除菸酒。**魚腥草薄荷茶**（261頁）和**艾葉紅棗湯**（243頁）是很好的對症解渴飲料。魚腥草薄荷茶主要幫助降火、消炎；而艾葉紅棗湯促進氣血循環，艾葉和紅棗的屬性都偏溫熱，兩者相乘，容易上火，因此把帶熱氣的紅棗籽去除，會比較溫和。雖然艾葉本身帶苦，卻對減輕疼痛極為有效，是「良藥苦口」的例證。

食養蔬果汁的降火消炎功效比對症飲料更好，我推薦**胡蘿蔔蘋果汁**（202頁）和**五汁飲**（212頁），肩頸疼痛輕微者一天一回，嚴重者一天兩回，每回三百毫升。

☑食養二分法，排餐範例

時間	週一、三、五	週二、四、六、日
晨起	魚腥草薄荷茶500毫升	艾葉紅棗湯500毫升
早餐	主食與3菜1湯（請見全餐表）	
10點	魚腥草薄荷茶500毫升	艾葉紅棗湯500毫升
11點	木瓜（小）1個	火龍果（小）1個
午餐	主食與3菜1湯（請見全餐表）	
15點	魚腥草薄荷茶500毫升	艾葉紅棗湯500毫升
16點	木瓜（小）1個	火龍果（小）1個
晚餐	主食與3菜1湯（請見全餐表）	

時間	週一、三、五	週二、四、六、日
20點	胡蘿蔔蘋果汁300毫升	五汁飲300毫升
睡前	木瓜（小）1個	火龍果（小）1個

若是嚴重發炎，建議採行第28頁的「三階段輕食斷毒法」，完全隔離高風險的食物，僅飲用對症飲料和食養蔬果汁。復食後，需正常飲食一個月，才能再啟動第二次的斷食。把握以上原則，持之以恆做物理治療，就不會再受肩周炎的困擾了。

■三階段輕食戒毒法

時間	食養飲品	時間	食養飲品	時間	食養飲品
晨起	魚腥草薄荷茶500毫升	10點	五汁飲300毫升	16點半	五汁飲300毫升
運動後	胡蘿蔔蘋果汁300毫升	午餐	魚腥草薄荷茶500毫升	晚餐	艾葉紅棗湯500毫升
早餐	艾葉紅棗湯500毫升	15點	胡蘿蔔蘋果汁300毫升	20點半	胡蘿蔔蘋果汁300毫升

●其他改善肩周炎的方法

除了調整飲食，我們還需同步借助物理治療。以下是適合居家施行的方法：

◆泡熱水澡消疲勞

泡澡能消除疲勞、舒解疼痛，是最簡單又舒服的方法。建議用艾葉湯和花椒湯隔日輪替泡澡，幫助氣血循環。

作法：將艾葉或花椒粒（都是手抓三把的量）放入一大鍋沸水中煮二十分鐘，濾渣後，將湯汁倒進澡缸，補入清水調節到四十度左右適合人體的溫度。泡澡之前，記得先用絲瓜絡乾刷身體。先將絲瓜絡泡軟，不沾肥皂，在患部乾刷，刷到紅，不要刷到痛，使全身的毛細孔張開。假使五十肩發作時，手臂不方便抬舉，可用木柄綁住絲瓜絡，會比較好操作。澡湯需浸到肩膀的高度，時間以十五分鐘為宜。

◆綠豆槌通氣血

作法：準備一隻長統襪，塞入約五百公克的綠豆，打結固定。用做成的綠豆槌輕輕拍打肩膀疼痛處，便能舒通氣血！

◆薑湯熱敷解疼痛

熱敷能夠促使局部血管擴張與促進血液循環，達到消腫、止痛、減少沾黏的效果。

作法：準備一大塊老薑（至少四百公克），洗淨切片後，與清水（約三到四公升）一起入鍋，煮至沸騰，轉小火續煮二十至三十分鐘，即可盛出一壺滾燙的湯備用。此時請家人代為操作，戴上橡膠手套預防燙手，將毛巾（厚型小方巾兩條）浸入薑湯，稍微擰乾，熱敷在肩膀兩側。兩條毛巾交替使用，並視情況加入備用的熱湯，使溫度保持在五十度。熱敷時間大約二十至三十分鐘。

◆自我鍛鍊法

用對抗的力量來自我鍛鍊，改善五十肩。首先，面對牆壁，將手慢慢平舉到胸部的高度（要達到肩膀會痛的高度），然後用手掌頂住牆壁，堅持五到十分鐘，每天早晚進行兩回。三天後，將手舉的高度提高十公分，此時可能會更痛，但透過力量的對抗，就能將增生的軟骨磨掉，疼痛會慢慢減輕；三天後再次往上提高十公分，以此類推，經過一段時間的鍛鍊，手就能抬高了。

3 Chapter 文明病

現代文明病與飲食習慣、生活作息關係密切，若不知及時防範，就會像溫水煮青蛙，身體在不知不覺中狀況會愈來愈差。從食養做起吧，避免慢性發炎就能抗百病！

「慢性發炎是造成文明病的主因」

因熬夜、壓力大而造成的肝炎、胃炎、失眠，飲食精緻化造成的高血壓、糖尿病、痛風等，這些都算得上是文明病。很多上班族沒有充足睡眠，營養又不夠均衡，勞累已經超過負荷也不自知，當身體出現倦怠感、食欲不振還繼續熬夜，拖到嚴重嘔吐，送醫檢查才發現事態嚴重。

你或許會問，這些文明病跟發炎有關嗎？事實是，不但有關係，還有很大的相關！像是心肌梗塞、糖尿病、過敏性及自體免疫疾病等，現在有愈來愈多的證據都顯示跟慢性發炎有關。很多心臟病發作的病患，其實本身的膽固醇並不高，血管壁上慢性發炎所造成的粥狀硬化塊剝落，啟動凝血機制，阻塞冠狀動脈才是心肌梗塞的原因。

還有肥胖引起的「第二型糖尿病」，肥胖會造成體脂肪過多，囤積在肝、腎等腹部內臟，並釋放出發炎物質：白細胞介素-6。白細胞介素-6會妨礙細胞攝取葡萄糖，使得細胞無法有效利用血中的胰島素，因此胰臟會分泌更多胰島素，但卻無法讓肝臟細胞吸收葡萄糖，於是產生胰島素抵抗性，而過多的胰島素會增加發炎性物質的產生，造成全身性發炎。

這樣的體內慢性發炎，我們可能渾然不知，或是在低程度發炎引發輕微的疼痛時，常選擇服用鎮痛解熱劑以舒緩疼痛，這種處理方式，會使身體忽視了因發炎而送出的警訊，惡性循環之下，就是小病變成大病的主要原因。平時做好抗炎措施，其實並不困難，只要照著歐陽老師的食養療方，不吃藥也可以改善文明病！

胃炎

固好胃部，營養吸收才會好

胃病是現代人常見的疾病之一，通常起因於消化不良，接著出現脹、酸、痛，若不及早治療容易變成胃潰瘍，最後穿孔、出血，甚至釀成胃癌。這一連串病症都和飲食習慣有關！像常喝過熱、過冰冷的飲品，或是抽煙過多、吃過量的刺激物，再加上暴飲暴食，愛吃油膩煎炸或精緻加工食物，情緒惡劣或長期服用不當藥物等，都易導致胃方面的毛病。胃是吸收營養最重要的器官，假使把胃搞壞了，身體無法獲得足夠的養分，一定會病來如山倒。

●利用食養飲品，對抗胃炎

很多人隨身攜帶胃乳，在胃酸過多時服用，這麼做或許方便，但化學製藥難免有副作用。對症飲品建議以偏鹼性的**海帶薑湯**（229頁）來中和胃酸，避免胃壁腐蝕；**黃耆紅**

棗枸杞湯（242頁）可以用來補血補氣，改善胃寒；**魚腥草紅棗湯**（259頁）則有助於體內環保，既利尿又通便！腸胃相通，要健胃必須先通腸。

食養蔬果汁能促進胃機能，建議可多飲用。**馬鈴薯原汁**（208頁）雖帶有菜腥味，卻能立刻改善胃痛；**高麗菜原汁**（206頁）富含維生素P、K，能防止內臟出血。假使沒有胃酸逆流的症狀，可以改喝**高麗菜蘋果汁**（207頁），既能添加風味，且對整腸健胃效果更好。

餐前適量食用甜度低的水果，例如：白肉火龍果、木瓜、蘋果……，有助消化。尤其推薦木瓜，患有胃病者建議可以每週連續吃六天（第七天需換成其他水果），每次約兩百到兩百五十公克。

需要附帶一提的是，若長時間吃木瓜，臉色會因色素沉澱而偏黃，這乃屬自然現象，只要暫停食用後，自然會恢復正常。若有胃酸逆流的狀況，則不要吃太甜的水果，像是甜度偏高的榴槤、荔枝、龍眼、芒果、水蜜桃、櫻桃、葡萄、鳳梨、甘蔗、香蕉、西瓜、哈蜜瓜等，食後會產生胃酸，對胃病者不利。

此外，也可以吃適量的保健食品來加強防護。將三公克的酵素粉（益生菌、乳酸菌亦可），兌入兩百毫升的溫開水飲用，一天兩回；不過請注意，酵素通常偏甜，較不適合胃酸過多的人使用。

●排餐兼顧「生食」與「熟食」

生食能保留完整的天然酵素和維生素B、C，調節腸胃，因此三餐應該有生食搭配熟食。日常烹調盡量運用薑，最好是嫩薑，改善胃寒。

週一、三、五的生食，用胡蘿蔔絲拌薑絲一小盤，酌量調入果醋、鹽；熟食以五穀飯代替白米飯，搭配五種蔬菜（請參考26頁的「食養全餐表」），三至五天後即可感受到消化力的提升。週二、四、六、日的生食，用三色甜椒切絲加少許鹽和果醋涼拌，於三餐前各吃一小盤當作前菜；熟食是苦茶油拌麵線或細麵條，偶爾改為胚芽米，或糙米混合白米。三色甜椒含有抗氧化的植化素，能對抗體內自由基，避免細胞病變。

患有胃病者，應避開米漿、粥類（稀飯、燕麥粥），以及其他含有糊精的主食，否則胃酸會加倍產生。當胃部不適時，暫時禁食辣椒、咖哩、芥末、沙茶醬、胡椒粉等佐料，用蒸、煮替代炸、煎、燻、烤的烹調方式，例如：用魚湯或蒸魚代替煎魚；並遠離香腸、臘肉、蜜餞、泡麵、素料和罐頭加工食品。

透過食養，可以將酸性體質調整為健康的弱鹼性體質。胃病患者的食養調養有五個重點需提醒大家：❶遠離甜食；❷勿吃粥類；❸三餐定時定量；❹用海帶薑湯中和胃酸；❺餐後走路助消化。

採用對症飲料中和胃酸，食養蔬果汁來促進胃部機能，並以新鮮水果來幫助消化，再以保健食品整腸健胃。食用一個月後，就會有明顯的效果；但經年累月的胃病，則需持之以恆，經四至六個月才能徹底根治。後頁整理了食養排餐範例，可參考。

歐陽老師的叮嚀

現代人也常常有胃脹的毛病，要改善胃脹，可參考以下四要訣：

(1)餐中餐後不喝湯：湯汁會稀釋胃液，降低消化力。
(2)餐中餐後不吃水果：水果在胃中久留而發酵產氣，脹氣更加嚴重。
(3)細嚼慢嚥：利用唾液的澱粉酶幫助消化。
(4)餐後散步三十分鐘：帶動胃部蠕動，有助食物進入小腸、大腸。

☑食養二分法，排餐範例

時間	週一、三、五	週二、四、六、日
晨起	魚腥草紅棗湯500毫升	海帶薑湯500毫升
運動後	益生菌3公克加溫開水200毫升	酵素粉3公克溫開水200毫升
早餐	生食：胡蘿蔔絲拌薑絲1盤 熟食：五穀飯與3菜1湯 （見全餐表）	生食：涼拌三色甜椒絲1盤 熟食：苦茶油拌麵線與5種蔬菜 （見全餐表）
10點	魚腥草紅棗湯500毫升	海帶薑湯500毫升
11點	白肉火龍果（小）1個	木瓜（小）1個
午餐	生食：胡蘿蔔絲拌薑絲1盤 熟食：五穀飯與3菜1湯 （見全餐表）	生食：涼拌三色甜椒絲1盤 熟食：苦茶油拌麵線與5種蔬菜 （見全餐表）
15點	益生菌3公克加溫開水200毫升	酵素粉3公克溫開水200毫升

16點	黃耆紅棗枸杞湯或 魚腥草紅棗湯500毫升	酵素粉3公克溫開水200毫升
17點	白肉火龍果（小）1個	木瓜（小）1個
晚餐	生食：胡蘿蔔絲拌薑絲1盤 熟食：五穀飯與3菜1湯 （見全餐表）	生食：涼拌三色甜椒絲1盤 熟食：苦茶油拌麵線與5種蔬菜 （見全餐表）
20點	馬鈴薯原汁300毫升	高麗菜原汁300毫升
睡前	魚腥草紅棗湯500毫升	牛蒡薑湯海帶薑湯500毫升

肝炎

最不容易被察覺的炎症

有人說：「肝是沉默的器官。」沒錯，肝臟病變初期不會發出疼痛警訊，很難察覺，容易延誤治療的最佳時機。假使你老是覺得疲累、怎麼睡都睡不飽，請趕快至醫院檢查，追蹤肝臟狀態，並同時從飲食與生活作息著手，調整身體機能。睡眠是修復細胞的黃金時段，細胞要在晚上熟睡時才會得到修復。要想早日康復，就必須先改善睡眠品質，睡不著時，要積極找出安神助眠的方法，例如用「熱水泡腳」幫助快速入眠。肝臟的再生力很強，只要妥善照料，就能迅速恢復健康。

●肝病的飲食宜忌

肝膽腸胃都屬於消化系統，其中肝臟分泌「膽汁」消化脂肪，協助代謝膽固醇、藥物和毒素。高油、高糖、高熱量的食物都會造成肝臟的負擔，肝病患者需禁食辛辣、戒除菸酒，遠離炸、煎、燻、烤類食物，並依其他不同症狀調整飲食內容。

若有口乾舌燥、便祕等火氣大的現象，就得格外忌食餅乾、麵包、蛋糕、糙米麩、五穀粉、芝麻粉等烘焙食品。若出現水腫，則需少鹽（甚至禁鹽三天），多食用利尿的對症飲料和食物。如果有消化不良的症狀，應該少吃馬鈴薯、地瓜、韭菜、南瓜、芋頭、牛蒡、豆類和豆類製品等產氣食物。而肝癌患者，則絕對要「禁糖」，因為癌細胞會依賴血糖快速生長。

飲食均衡，營養完整，是幫助肝臟再生的關鍵。請多補充以下養肝食物：

◆**優質蛋白質：**促進細胞修復與再生，建議從蛋、奶、黃豆製品、藍藻和啤酒酵母中攝取。

◆**充足的維生素：**幫助肝臟新陳代謝和組織修補，建議從新鮮蔬果中攝取。然而，肝癌患者需禁食甘蔗、葡萄、釋迦、哈密瓜、芒果、榴槤等高甜度水果。

◆**高鹼性食物：**用海帶、紫菜、山楂等改善酸性體質，且達到散瘀、化積的功能。

◆**利尿、通便、降火的食物：**多食用白蘿蔔、大白菜、空心菜、莧菜、芹菜、絲瓜、小黃瓜協助排毒。

●建議肝病患者的排餐方式

可搭配運用前述的養肝食物，從三餐飲食著手。例如：

◆早餐

晨起先喝一杯**精力湯**（222頁）、吃一碗**薏仁綠豆地瓜湯**（251頁），再服用一顆天然的綜合維他命。精力湯屬於生食類，以芽菜（苜蓿芽、豆苗、葵花芽等）和有機蔬果為主，能攝取蔬果天然酵素，幫助活化內臟機能。晨起後飲用精力湯，對修復肝臟很有幫助！而薏仁既利尿又抗癌，綠豆清熱降火能解毒，地瓜幫助排便，以上這三種食物都能促進體內環保。每次煮一大鍋，待涼後分裝，冷藏可保鮮兩天、冷凍約兩週，方便食用。

◆午餐與晚餐

午餐及晚餐的內容相似，原則上，飯前先喝瓜類湯，再吃五穀飯或糙米飯；或者省略瓜類湯，改成什錦菜羹飯。瓜類湯是以具有利尿消腫的瓜種為主，例如：冬瓜、絲瓜、苦瓜、葫瓜、大小黃瓜，然後再加入另外四種不同性質的蔬菜，以及菇蕈、海藻、大豆製品（請參考26頁的「食養全餐表一」）。

主食米飯以五穀雜糧為主，再加入黑芝麻預防骨質疏鬆、栗子（三到五粒切碎）補充元氣、牛蒡（切絲）幫助通便並平衡荷爾蒙。什錦菜羹飯強調配菜多元、營養豐富，也適合因胃脹而不宜喝湯者。從食養全餐表中各選一種食材（尤其強調十字花科），稍微煮熟過後簡單調味，再以澱粉水（例如：太白粉、蓮藕粉……）勾芡，最後淋在五穀飯上，成為健康又美味的羹飯。

生機飲食必定要含有「生食」，建議飯前生吃一個番茄，防病又抗癌。番茄富含茄紅素，能降低體內自由基對細胞的傷害，且甜度不高，較不容易引起胃部的異常發酵。假使體質偏寒涼，則先汆燙或煮熟，淋少許橄欖油後再吃。

●利用食養飲品，對抗肝病

當肝病發生時，用對症飲料來解渴，對身體頗有助益。建議每天輪流交替飲用**保肝利尿湯**（240頁）和**五行蔬菜湯**（236頁）。對症飲料至少一天要達一千兩百毫升以上才見得到成效。

針對肝病患者，除了對症飲料，也需要補充新鮮現榨的食養蔬果汁，護肝效果才會好。建議以**五汁飲**（212頁）和**淨血蔬果汁**（203頁）各喝兩天，輪流交替。生機飲食很注重「生食」，因為生食未經火煮，保留了食物中完整的營養。但使用時最好選擇採購沒有農藥殘留的有機食材，或者需將食材經過臭氧機或其他方式做去農藥的處理。

另外，我特別推薦三寶粉，三寶粉包括：大豆卵磷脂、小麥胚芽、啤酒酵母。大豆卵磷脂能強化細胞，避免病變，而且預防脂肪肝與肝硬化；小麥胚芽有維生素E活化內臟機能；啤酒酵母可補充維生素B群和優良蛋白質。無論是加入早餐、果汁，或直接調入溫開水都可，非常方便。在此也建議讀者，可以利用營養品調配**護肝優酪乳**（218頁），效果也很好。

肺炎
老年人及幼童是高危險族群

你有經常咳個不停的症狀嗎？如果有，請先從兩個方面檢查病源：是否抽菸、飲酒？有沒有感冒？若是由菸酒引起，勢必得戒除菸酒以斷絕病源。若都不是，那就有肺炎的可能。

肺炎，顧名思義是指肺部感染發炎，主要是因細菌、濾過性病毒經由空氣傳染的疾病。此外抽菸過量（包括二手菸）、上呼吸道感染、吸進異物或長期臥床者，也都容易患有肺炎，症狀包括：發燒、咳嗽、氣喘、呼吸困難……，嚴重者甚至會危及性命。肺炎可能發生在所有年齡層，特別是免疫力較差者，如老人、小孩。

當罹患肺炎時，要盡快就醫，多休息、少出入公共場合，同時增加蛋白質及維生素B群的攝取，多喝水（避免因發燒而引起脫水）；居家室內要保持空氣清新流通，讓呼吸順暢。

●利用食養飲品，對抗肺炎

肺炎表現在外的主要症狀是咳嗽，又分為「熱咳」與「冷咳」。感冒引起的咳嗽以熱咳為主，通常有痰多、痰黃、痰濃等症狀，建議飲用**白蘿蔔蜜水**（267頁）和**止咳蓮藕羹**（234頁）。若是菸酒引起的咳嗽，屬於冷咳，會有乾咳、無痰或痰少偏白的症狀，建議飲用**黑豆薑湯**（230頁）和止咳蓮藕羹。

食用新鮮蔬果有助消炎與化痰，但需以「平性蔬果」為主、涼性為輔，其餘寒性、溫性和熱性暫時不宜（請參考19～20頁的「常見蔬果屬性分類」）。將平性或涼性蔬果作組合變化，用分離式榨汁機萃取新鮮蔬果原汁，例如：**胡蘿蔔蘋果汁**（202頁）、胡蘿蔔水梨汁、鳳梨青木瓜汁、鳳梨白蘿蔔汁，每天飲用數回，就能明顯化痰。蔬果中的酵素含量以鳳梨最高，青木瓜第二，且鳳梨含水量高，比較容易榨汁。

●三階段輕食斷毒法

要積極改善肺炎，最快速有效的是三階段「輕食斷毒法」，利用週五減食、週末輕食、週一復食，同時搭配生活節奏的調整，讓身體處於最佳狀態。輕食前應先減食，讓身體有預備時期。減食時採五分飽進食，少油、少鹽、少糖，且避開咖啡、菸、酒、檳椰等。到了週六、日，僅交替飲用對症飲料和食養蔬果汁。

■三階段輕食斷毒法

時間	食養飲品	時間	食養飲品	時間	食養飲品
晨起	白蘿蔔蜜水500毫升	10點	胡蘿蔔蘋果汁300毫升	16點半	胡蘿蔔蘋果汁300毫升
運動後	鳳梨青木瓜汁300毫升	午餐	白蘿蔔蜜水500毫升	晚餐	黑豆薑湯500毫升
早餐	黑豆薑湯500毫升	15點	鳳梨青木瓜汁300毫升	20點半	白蘿蔔蜜水300毫升

以上總計九回達到斷毒效果。輕食期間若感到飢餓，在上午和下午可各食用一回止咳蓮藕羹，幫助潤肺止咳，帶來飽足感。復食時，以清淡料理為主，食量慢慢「由少而多」，早餐三分飽、午餐五分飽、晚餐七分飽；纖維「由細而粗」，以燕麥粥、糙米稀飯、麵線、細麵條等為主食，搭配軟嫩的葉菜類與豆腐、豆干、百頁，漸進式恢復飲食。

復食時，盡量用白蘿蔔蜜水和黑豆薑湯解渴、用止咳蓮藕羹止飢。

高血壓

以食療控制血壓，效果好、更養生

高血壓是現代社會的無聲殺手，稍有不慎，就會引發腦中風和心血管疾病。根據統計，除了生理機能退化的老年人是高危險群之外，年過四十歲的成年人當中有近百分之四十的人罹患高血壓，甚至一輩子都要依靠西藥控制。

高血壓不是不能好，我強力推薦用「食療」代替「藥療」，因為藥有三分毒，食療卻是零風險！

●利用食養飲品，對抗高血壓

高血壓通常與家族性遺傳以及飲食有關，所以重點還是回歸到三餐的定時定量、素多葷少、少油、少鹽、少糖，並減少外食，盡量在家自行製作清淡的料理。此外，每天持續飲用一千兩百毫升的對症飲料，就能迅速改善血壓問題。

常用於改善血壓的六種對症飲料：

◆魚腥草紅棗湯（259頁）

若屬於「寒性體質」，或者出現手腳冰冷、臉色蒼白、嘴唇偏黑或白、經常腹瀉、四肢無力等症狀，建議飲用魚腥草紅棗湯。魚腥草最大的好處在於增強微血管的彈性，而且還能抗過敏、降血糖，但它的屬性偏寒涼，因此用紅棗的熱氣來平衡。

◆魚腥草薄荷茶（261頁）

若屬於「熱性體質」，或者出現喉嚨痛、牙齦浮腫、口乾舌燥、容易長痘、經常便祕、排尿偏黃等肝火旺盛的症狀，建議飲用魚腥草薄荷茶。雖然新鮮魚腥草的效果較強，卻帶有特殊的腥味，而且鮮品在市面上不多見，因此使用乾品比較容易些！

◆蓮藕湯、淡竹葉葫瓜湯（235、237頁）

若屬於長時期服藥的高血壓患者，可飲用蓮藕湯來保護腎臟。最好購買新鮮的蓮藕來製作，若非蓮藕產季則可用冷凍的。若為寒性體質，加入紅棗入鍋合煮即可。假使在產季外購買不到蓮藕時，建議改飲另一道護腎飲料：淡竹葉葫瓜湯，也可以把葫瓜換成大黃瓜或絲瓜，完全不需調味，瓜類自然的清甜滋味便已足夠。

◆五行蔬菜湯、芭樂蕊葉茶（236、265頁）

綜合各種鮮甜蔬菜的五行蔬菜湯，對於高血壓和非腺體腫瘤患者非常有幫助，但它不適用於腺體腫瘤的患者，請自行依身體狀況選用。此外，假使覺得自己煮太麻煩，也可以在生機飲食店購買沖泡式的茶包。若是同時具有高血壓和高血糖的患者，就適合飲用芭樂蕊葉茶。

常用於改善血壓的六種食養蔬果汁：

◆淨血蔬果汁、五汁飲（203、212頁）

淨血蔬果汁和五汁飲是最推薦高血壓患者飲用的兩款食養蔬果汁。淨血蔬果汁的用途很廣泛，除了高血壓之外，也適用於癌症患者，推薦於週一、三、五的晚上八點半飲用三百毫升。流傳自日本的五汁飲，因為降血壓、血糖、血脂的功效顯著，而聲名大噪，推薦於週二、四、六、日的晚上八點半飲用三百毫升。

◆小麥草檸檬汁（195頁）

小麥草屬寒帶作物，在室內空調或秋冬季節很容易存活，建議可自行栽種。儘管小麥草汁的草腥味容易使人反胃，但它對於高血壓、高血糖和癌症患者的療效特別強，世界各地都有小麥草汁的成功見證者。建議高血壓患者每天飲用兩回，於早晨運動後，以及下午三點（或晚上八點）飲用，若擔心反胃，喝完後立刻吃水果即可緩解。

◆胡蘿蔔蘋果汁、番茄原汁（202、203頁）

假使血壓偏高，但尚未到「生病」的狀態，可飲用胡蘿蔔蘋果汁和番茄原汁，前者的食材簡單且風味不錯；後者抗氧化的功效高，對於臨界於高血壓者來說，同樣具有控制的作用。

◆高C果汁（211頁）

若是對蔬果汁接受度較低的患者，我推薦高C果汁，它既能淨化血液，又能提升抵抗力、預防感冒，好喝又有效。

歐陽老師的叮嚀

高血壓患者平日飲食應清淡，素多葷少，宜多吃清熱解毒的食材，每日飲水量需達兩千五百毫升以上。重要的是心情保持愉快，作息正常，再搭配食養就能有效控制。

糖尿病
最能以食養調養的文明病

糖尿病是隨著飲食精緻化而來的代謝異常疾病，稱得上現代文明的「富貴病」。雖然起初沒有特別徵兆，但是後續卻會引起許多慢性病與併發症，所以千萬不能輕忽！糖尿病與飲食不當有關，是最容易利用食療控制與治癒的疾病，即便是已打二十年胰島素針的第二型糖尿病患者，也都能靠飲食調養，讓血糖在不吃藥、不打針的情況下完全得到控制！

控制血糖對糖尿病患者來說，是生活中再重要不過的事，任何醣類都會提高血糖的濃度，而澱粉是醣類的主要來源，除了飲食上「禁糖」外，更需嚴格控制澱粉的攝取，調整三餐的主食內容，避開「升糖指數」高的白米飯和麵條，改成五穀雜糧，否則吃錯主食，喝再好的對症飲料和食養蔬果汁也不會有效果。

●利用食養飲品，對抗糖尿病

糖的滲透性高，會從血液轉移到尿液，排出人體，因此糖尿病患者有多飲、多食、多尿的症狀，推薦以下六款對症飲料，既消渴又能穩定血糖。

◆芭樂蕊葉茶、香椿茶（265、263頁）

芭樂蕊葉茶是最有效的降血糖飲料，它是用野生芭樂樹的嫩葉，經過日光曬乾製成，外觀看起來像是茶葉，坊間的生機飲食店均有販售，方便性高。香椿茶同樣可在生機飲食店買到，降血糖效果良好，可以與芭樂蕊葉茶輪替飲用。

◆五行蔬菜湯（236頁）

自行烹煮五行蔬菜湯雖然比較麻煩，但自製的五行蔬菜湯比起生機飲食店所販售的茶包，無論是風味還是口感都截然不同，更美味且容易入口。此道湯品同時適用於降血糖、降血壓、抗癌、消內火，可說是好處多多。

◆牛蒡薑湯、牛蒡清湯（232、233頁）

牛蒡具有促進激素的效果，對胰島素分泌異常的糖尿病患者而言有正面的幫助，因此推薦牛蒡清湯或牛蒡薑湯。兩者的區別在於：因牛蒡屬性偏寒涼，牛蒡清湯適合口乾舌燥、便祕、尿液偏黃、肝火旺盛、生痘等熱性體質；而牛蒡薑湯加了薑，則適合手腳冰冷、臉色蒼白、經常腹瀉的寒性體質。

◆魚腥草茶（260頁）

魚腥草是藥草師口中的「藥草之王」，具有利尿、排毒、抗敏的優異效果，且能強化微血管的彈性，順暢血行。魚腥草茶是一道很棒的體內環保飲料，雖然沒有直接的降血糖效果，卻能有效代謝體內的廢毒物，可有效預防糖尿病患者產生「併發症」。

糖尿病患者除了要改變主食的選擇，更要透過新鮮蔬果，補充營養與天然酵素。對糖尿病患者來說，蔬果的選擇需以甜度較低者為佳，例如：綠色奇異果、白肉火龍果、芭藥、七分熟木瓜、葡萄柚等，隔日交替食用，並且搭配以下食養蔬果汁：

◆小麥草汁

雖然小麥草汁本身帶有少許甜味，但降血糖的效果不容小看。因此我建議在週一至六，每天早餐前一小時和下午三點各飲用一回，隨後搭配一個中型番茄或綠色奇異果等甜度較低的水果。需要特別注意的是，小麥草不耐濕，買回來後最好用「夾鏈袋」分裝，每袋約裝八十公克，擺入冰箱冷藏保鮮，使用時才清洗、現榨現喝！

◆淨血蔬果汁、五汁飲（203、212頁）

淨血蔬果汁，顧名思義就是能改善血液狀態，提升攜氧能力，對於糖尿病患者同樣有幫助，建議安排在週一、三、五的晚上八點飲用。想要穩定血糖，當然不要錯過降血糖、降血壓、降血脂，同時又抗癌的五汁飲。五汁飲中會使用到蘋果，請注意：紅蘋果甜度較高，需要控制血糖者應改用青蘋果，若找不到青蘋果，則斟酌減少紅蘋果的用量。安排在週二、四、六、日的晚上八點飲用。

◆青木瓜原汁、番茄原汁、胡蘿蔔原汁（198、203、200頁）

血糖值經常接近犯病臨界點的人，推薦以番茄原汁和青木瓜原汁輪替飲用。如找不到青木瓜時，則用胡蘿蔔原汁替代，雖然口感帶甜，不過不會影響血糖，可安心飲用。

高血脂、心臟病

血液過於黏稠，血管壁彈性變差

無論是高血脂還是心臟病，都是血液黏稠或三酸甘油脂過高，進而造成血管壁彈性變差的文明病，兩者都和飲食作息脫離不了關係。當我們的身體狀況亮紅燈，應該立即就醫，及早治療，同時找尋生病的根源，檢視自己的飲食是否正確才是當務之急！

高血脂的人最好一天食用三回新鮮水果，例如：木瓜、火龍果、葡萄柚、奇異果、水梨、香蕉等，幫助消化與通便。還要補充足夠水分，血液才不會黏稠。依個人體重計算每日理想總飲水量（體重公斤數×四十毫升），譬如：體重六十公斤的人，一天需喝足兩千四百毫升的水。無論是排便排尿，都是「排毒」！毒清了，身體自然輕鬆。

●利用食養飲品，降低血脂肪

葷食是讓「血液變黏稠」的元兇，重鹽、重油、重甜會造成血脂肪無法下降。假使出現血脂肪過高、心律不整或心絞痛，建議在週一、三、五採取全素且無鹽、無油、無糖的飲食，才可能在短時間內達到食養效果。對於長期嗜重口味的人來說，或許是很難改變的習慣，因此，我用五穀腰果地瓜奶和南瓜蔬菜泥替代三餐，這兩道飲品的口感不錯，且加總起來，其實就是完整「全餐」的概念。

◆五穀腰果地瓜奶（221頁）

薏仁和燕麥經醫學證實能夠降血脂，小麥和糙米是主糧，小米具安定神經與助眠的作用，因此將以上五種當作五穀米的基本角色，其他的高粱、紫米、芡實、蕎麥等則隨個人喜好自行調配。

◆南瓜蔬菜泥（257頁）

這道蔬菜泥中，借用南瓜的原味讓整體味道香甜，其餘蔬菜各有效用：小黃瓜利尿、西洋芹通便、胡蘿蔔補血、小白菜防病抗癌、海帶調整體內酸鹼值、香菇強化免疫系統，而豆腐補充植物性蛋白質，將全餐營養一「碗」打盡，既香甜又健康。

在週二、四、六、日採取素多葷少（８：２）的飲食，盡可能選用各種蔬菜，搭配少許葷食。肉類容易造成膽固醇和三酸甘油脂等指數升高，又有生長激素殘留的疑慮，因此建議選魚類，並且以蒸、煮、燉的方式來料理。在佐料部分，我推薦使用海鹽、天然調味料（例如：素G粉、香菇粉、昆布粉……），以及淨化血液的亞麻籽油或橄欖油。

☑食養二分法，排餐範例

時間	週一、三、五	週二、四、六、日
晨起	五行蔬菜湯500毫升	魚腥草紅棗湯500毫升
運動後	酵素液30毫升加溫開水200毫升	
早餐	五穀腰果地瓜奶和南瓜蔬菜泥	素多葷少飲食
10點	五行蔬菜湯500毫升	魚腥草紅棗湯500毫升
11點	木瓜（小）1個	火龍果（小）1個
午餐	五穀腰果地瓜奶和南瓜蔬菜泥	素多葷少飲食

15點	酵素液30毫升加溫開水200毫升	
16點	五行蔬菜湯500毫升	魚腥草紅棗湯500毫升
17點	木瓜（小）1個	火龍果（小）1個
晚餐	五穀腰果地瓜奶和南瓜蔬菜泥	素多葷少飲食
20點半	淨血蔬果汁300毫升	五汁飲300毫升

●亞健康者的救命帖：蔬果汁斷食法

蔬果汁斷食法，對於亞健康（指介於健康與疾病之間的狀態）有顯著的幫助，在此建議無論是高血脂、高血壓、高血糖，或是患有心腦血管疾病的朋友，請找個空檔，以七天為期，進行減食、斷食、復食循序漸進的「三階段輕食斷毒」，可參考28頁。斷食期間僅交替飲用食養蔬果汁和對症飲料，包括：**淨血蔬果汁**（203頁）、**五汁飲**（212頁）、**五行蔬菜湯**（236頁）、**魚腥草紅棗湯**（259頁），透過輕微的飢餓感，促進身體燃燒皮下脂肪，使體脂肪下降。安排如下：

時間	食養飲品	時間	食養飲品
晨起	五行蔬菜湯500毫升	15點	五汁飲300毫升
早餐	魚腥草紅棗湯500毫升	16點半	淨血蔬果汁300毫升
10點	淨血蔬果汁300毫升	晚餐	魚腥草紅棗湯500毫升
午餐	五行蔬菜湯500毫升	20點半	五汁飲300毫升

歐陽老師的叮嚀

現代人飲食習慣改變，造成脂肪過多，血管易阻塞，又加上缺乏運動及生活緊張、壓力大，更提高心臟病發的比率。以下提供心臟功能強弱的自測法：早上起床時，自量手腕內側的脈搏，若是在六十以下表示心臟很強，六十至七十五間則為正常，超過八十以上，代表健康亮起紅燈，要趕緊改善飲食，調整作息，保養心臟。

痛風（尿酸高）「吃」出來的富貴病

痛風是一種代謝異常的疾病，主因是體內的「普林（Purine）」代謝紊亂，導致血液中尿酸生成過多或排泄受阻。當尿酸無法排出體內，會與鈉結合，形成尿酸結晶，沉澱在關節、肌腱、軟骨、腎臟等處，一旦發作就會引起腫痛，造成急性關節炎。雖然發作後腫痛會漸漸緩解，但是無法預料復發時間，即使有時尿酸值正常，也有發作的可能。

●痛風的飲食宜忌

如前述痛風和血液中的尿酸過多有關，紅血球的生命週期約四個月，因此只要從飲食來改變體質，持續半年便能明顯見效。第一個重點：飲水。每天攝取三公升以上的水分，促進新陳代謝，即使尿酸值一時無法降低，也不至於造成痛風。當然，飲水不要一口氣牛飲，而是分散在各個時段裡累積完成。我建議隨身攜帶容量八百到一公升的水壺，早晨起床後喝五百毫升，再來分三個時段：早上十點、下午三點及四點半，分別飲用八百毫升，到了晚上八點再補三百毫升，這樣比較容易達標。

接著是實施低普林飲食。除了大家普遍熟知的豬皮、雞皮、魚皮、內臟、黃豆、黑豆、香菇之外，蘆筍、紫菜、白木耳、酵母粉、健素糖、優酪乳、乳酸飲料等都是容易被忽略的高普林食物。黃豆原屬忌食的高普林食物，但經過加工後，普林含量必然減少，所以豆類製品可以酌量食用。我建議尿酸值偏高的人應隨身攜帶食物普林含量表，便於掌握日常飲食。以下是常見食物的普林分組：

常見食物之普林含量	
高普林（忌食）	動物的皮（豬皮、雞皮、魚皮）、動物內臟（肝、腸）、黃豆、豆芽、豆苗、香菇、蘆筍、紫菜、酵母粉、健素糖、優酪乳、乳酸飲料、雞精、肉湯等
中普林（酌量）	綠豆、紅豆、花生、扁豆、蠶豆、豆製品（豆腐、豆干、豆漿、味噌）、蓮子、杏仁、腰果、栗子、糙米、枸杞、海帶、筍干、金針菜、銀耳
低普林（可食）	各種奶類、奶製品、各種水果、米、麥、玉米、馬鈴薯、地瓜、芋頭、白菜、菠菜、莧菜、芥蘭、高麗菜、芹菜、花椰菜、韭菜、韭黃、苦瓜、小黃瓜、冬瓜、絲瓜、葫瓜、茄子、胡蘿蔔、蘿蔔、青椒、洋蔥、番茄等

舉凡芥末、辣椒、大蒜、沙茶等重口味或刺激性食物，都有使痛風惡化的風險，平日進食的選擇上應以清淡為主。飲酒也是痛風患者的一大禁忌！包括用酒類熬煮的各種湯品都應避免食用！萬一真有推不掉的應酬，請務必飲用大量的水，幫助身體將尿酸代謝掉。

從三餐飲食著手，攝取均衡營養，讓身體成為自己最好的醫生。最好每天正餐以薏仁、胚芽米、白米組合為主食，配菜參考26頁的食養全餐表，挑選低普林且具有利尿通便、消炎退化、促進新陳代謝的食物。兩餐之間的空腹時段，建議補充寒性水果，舒緩關節腫痛。

●利用食養飲品，對抗痛風

當痛風找上門前，在關節出現紅、腫、脹的徵兆時，就應趕快調整飲水量，不經一個月就能解決身體的不適。假使已為痛風所苦，需盡可能應用特定、有療效的食物，其中，我最推薦白鳳菜和地瓜葉，利用這兩種蔬菜製成的**降尿酸精力湯**（225頁），就很適合痛風患者，還可搭配哈密瓜、梨子、火龍果等利尿水果，既能增添風味，效果更加乘。

我一再強調飲水對痛風的重要性，所以除了喝開水外，更建議飲用對症飲料加強利尿，迅速改善痛風的不適。首先，推薦**魚腥草茶**（260頁）和**利尿冬瓜湯**（241頁）。若有尿酸或痛風，最好進一步檢查是否因腎功能異常所引起（尿酸與尿蛋白、肌酐酸、尿素氮等是評估腎臟健康與否的指標），此時，對症飲料需改成**蓮藕湯**（235頁）和**淡竹葉葫瓜湯**（237頁），既降尿酸又護腎。另外，檸檬雖酸，卻是鹼性食物，在臨床上對痛風非常有幫助，**檸檬水**（216頁）也適合推薦給痛風患者當作茶飲。

痛風是新陳代謝疾病，意味著身體有早衰現象，因此我會搭配富含酵素的食養蔬果汁，消炎解痛，活化內臟機能。推薦：**胡蘿蔔蘋果汁**（202頁）、**高C果汁**（211頁）、**左手香果汁**（210頁），一天一至二回。

☑食養二分法，排餐範例

時間	週一、三、五	週二、四、六、日
晨起	利尿冬瓜湯500毫升	魚腥草茶500毫升
早餐	薏仁、胚芽米、白米組合為主食，與低普林配菜（請見全餐表）	
10點	利尿冬瓜湯800毫升	檸檬水800毫升

11點	木瓜（小）1個	火龍果（小）1個
午餐	薏仁、胚芽米、白米組合為主食，與低普林配菜（請見全餐表）	
15點	利尿冬瓜湯800毫升	魚腥草茶800毫升
16點	利尿冬瓜湯800毫升	檸檬水800毫升
17點	木瓜（小）1個	火龍果（小）1個
晚餐	薏仁、胚芽米、白米組合為主食，與低普林配菜（請見全餐表）	
20點半	胡蘿蔔蘋果汁300毫升	高C果汁300毫升

歐陽老師的叮嚀

若單純尿酸高，建議搭配酵素液提升身體新陳代謝，一天一至二回，早餐前一小時和下午空腹是最佳飲用時機，吃六天停一天。坊間生機食品店販售有糙米、鳳梨、蔬果等酵素液產品，請選以多種天然蔬果發酵提煉的酵素液為佳。注意！腎功能異常的患者不宜飲用酵素液，以免鉀離子過高，建議改服「藍藻」（螺旋藻），隔天一回，每回一、二公克即可。

失眠

半夜睡不著覺，睡眠品質差

睡眠，是健康極為重要的一環，偏偏也是現代人常出現的生活障礙。造成失眠的原因眾多，其中與神經衰弱以及飲食不當的關係最為密切。假使你容易淺眠多夢，臨睡前就盡量不要飲水，改以水果解渴，就能避免「夜尿」，並試著在睡前放鬆，當然充足營養是首要的因素，多補充維生素C、鉀、鈣、鎂及含有色氨酸的食物，均可以改善睡眠品質。

●利用食養飲品，對抗失眠

有失眠困擾的人，請善用特效食物，每吃六天停一天，持續一個月，就能改善睡眠問題。可將小米和金針菜分別煮成對症飲料：**小米清湯**（248頁）、**金針菜湯**（238頁），當作茶飲。小米（糯小米）含有色胺酸，有「天然安眠藥」之稱，能鎮定神經、使人感到放鬆，進而誘發睡眠的功效；而金針菜，古人稱為「安神菜」，同樣也具有安定神經的作用，金針菜湯可當作三餐湯品或日常解渴飲料，改善失眠。

食養蔬果汁則推薦**胡蘿蔔蘋果汁**（202頁）和**高C果汁**（211頁）。胡蘿蔔屬平性、蘋果是平性偏涼，兩者皆不燥熱，適合肝火旺盛的失眠者，具有明目、造血、整腸健胃之效；而高C果汁強調維生素C，能改善長期失眠所造成的抵抗力下降，提升抗病力。

歐陽老師的叮嚀

除了食養之外，可利用晚上八點至八點半以熱薑湯泡腳三十分鐘（詳見30頁），消除疲勞，更容易入眠，並且盡量在晚上十點前上床。

☑ 食養二分法，排餐範例

時間	週一、三、五	週二、四、六、日
晨起	小米清湯500毫升	金針菜湯500毫升
運動後	藍藻3公克加小米清湯200毫升	酵素液30毫升加冷開水200毫升
早餐	生食：番茄（中）1個 熟食：五穀飯與3菜1湯（見全餐表）	生食：小黃瓜1條 熟食：五穀飯與3菜1湯（見全餐表）

時間	週一、三、五	週二、四、六、日
10點	小米清湯500毫升	金針菜湯500毫升
11點	木瓜（小）1個	香蕉1條
午餐	生食：番茄（中）1個 熟食：五穀飯與3菜1湯（見全餐表）	生食：小黃瓜1條 熟食：五穀飯與3菜1湯（見全餐表）
15點	藍藻3公克加小米清湯200毫升	酵素液30毫升加冷開水200毫升
16點	小米清湯500毫升	金針菜湯500毫升
17點	木瓜（小）1個	香蕉1條
晚餐	生食：番茄（中）1個 熟食：五穀飯與3菜1湯（見全餐表）	生食：小黃瓜1條 熟食：五穀飯與3菜1湯（見全餐表）
20點半	胡蘿蔔蘋果汁300毫升	高C果汁300毫升

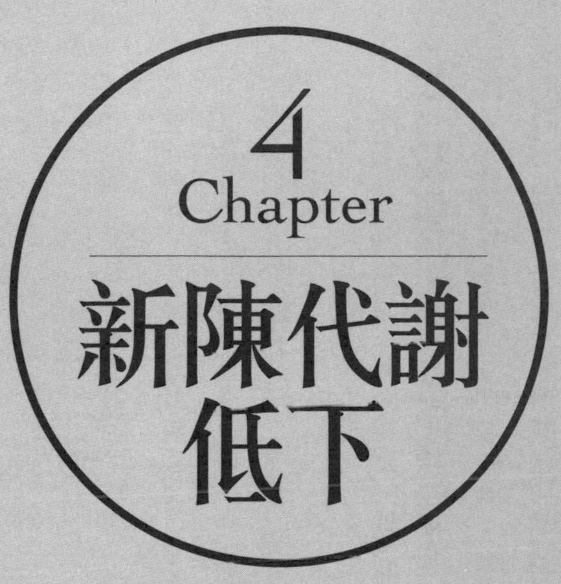

你常常腰痠背痛嗎？或者莫名掉頭髮、腸胃問題？這些都是新陳代謝不良所導致，只要從依照歐陽老師的生活飲食養方，就能擺脫小病小痛的糾纏！

維持良好新陳代謝
減緩發炎物質累積

近幾年，許多明明在中老年時期才會出現的症狀，也開始在年輕人身上發生，掉髮、白髮、性功能低下、結石、便祕等不再是老年人的專利。因為工作壓力大、精神緊張、鬱悶再加上生活飲食不規律，現代人普遍新陳代謝低下，長期累積導致一連串的發炎反應，許多小病痛也提早報到。

壓力、精神緊張、鬱悶等是「掉髮和提早白髮」、「性功能低下」的主因，由於腎上腺素是一種壓力荷爾蒙，若長期處於壓力就會導致腎上腺皮質素的分泌紊亂，使DNA受損，干擾身體製造黑色素，讓頭髮變白；而肝鬱、血瘀、腎虛也會造成性功能低下，不過，只要從根本下手，改善生活作息與飲食內容，舒緩身心壓力，使營養均衡完整，便可得到改善。

新陳代謝低下，體內廢物與毒素不能順利排出，很容易積累成為「結石」，我們的消化系統可能產生膽結石、肝內結石、胃腸中的糞石等，泌尿系統可能有腎結石、輸尿管結石、膀胱結石等，另外眼睛有眼結石、關節有痛風石，連牙齒都會生成牙結石，人體中能產生的結石非常多。一旦結石作怪，造成發炎，疼痛指數會讓人度日如年，人生彩色變黑白！痔瘡也是現代人最常見的隱疾，生活飲食不規律、新陳代謝不良，很容易便祕並引發痔瘡。

代謝不良不是因為食物匱乏，而是攝取的營養不夠均衡完整，愛吃肉類葷食，蔬菜水果吃得少，一旦代謝無法順利進行，身體所需營養不足，就會容易怕冷、產生疲倦感，健康活力每況愈下。這個章節，將提供新陳代謝所引起的小病症：腰酸背痛、性功能低下、結石、白髮與掉髮、腸胃問題、肥胖症的食養方法，教你用食養輕鬆救回健康。

腰痠背痛

姿勢不良，小心腰背發炎

很多女性久坐久站、做家事或生理期期間都會有腰痠背痛的症狀，但這並不是女性的專利！當你出現莫名的疼痛，其實是身體發出來的求救訊號，提醒你應該盡快調整飲食、改善生活作息，才能解除警報。

●從痠痛部位判斷痛源

腰痠背痛發作時，我們應先從部位初步判斷問題來源：

◆腹腰兩側、後方疼痛

腰部附近有許多器官，若疼痛來自腹腰兩側或後方，就要懷疑是否為腎臟病變所引起的？建議前往醫院檢測尿蛋白、尿素氮、肌酸酐和尿酸值，以確定腎臟功能有無異常。

假使檢查報告顯示腎臟健康狀況不佳，甚至有病變的風險，就必須限制飲食，避免食用高鉀、高鈉、高磷、高蛋白和高普林的食物。此時，不妨以兩天**淡竹葉葫瓜湯**（237頁）、兩天**蓮藕湯**（235頁）的方式，交替飲用藉以保養腎臟，預防病情惡化，也能改善因腎臟病而引起的腰部痠痛。

◆整個腰部或其他部位疼痛

若疼痛不在腹腰兩側，而是其他部位，甚至整個腰部都覺得痠痛，這種情況多半是用力過度或姿勢不良，傷到腰部筋骨所引起，像從地上抬起重物或用肩膀挑重物，姿勢錯誤都可能受傷。另外，身體的其他疾病，例如：坐骨神經痛、膽結石、類風濕性關節炎，以及女性懷孕期間或月事不順、子宮頸癌、盆腔發炎、子宮後傾等婦科問題，也都可能導致腰痛。

◆背部疼痛

背痛常是穿著不合腳的鞋子、走路習慣不良、經常提重物等姿勢不當，以及因關節炎和風濕症等導致。另外，也有少數人因為長期處在巨大的心理壓力下，而引發背痛。假使檢查過後還是找不到原因，很可能是睡覺的床墊太軟，以致脊椎無法獲得適當支撐，整夜處於不當的彎曲狀態，隔天醒來，當然就容易腰痠背痛了。這時就要調整床墊的硬度，或在床墊上加鋪竹蓆。

●利用食養飲品，對抗腰痠背痛

腰痠背痛的症狀很普遍，成因卻相當複雜，除了追究病因之外，我們還需從飲食著手改善體質，才能緩解痠痛。首先，以**醋茶**（263頁）和**艾葉紅棗湯**（243頁）輪替，當作日常的解渴飲料，有助排除纏身的腰痠背痛。

假使痠痛部位有點發熱，代表裡面的組織可能已經發炎，這時可以飲用**左手香果汁**（210頁）、**明日葉鳳梨汁**（215頁）等消炎茶飲，交替飲用比單飲用一種的效果更好！左手香果汁能消除體內的各種發炎，平常飲用則可以降火氣。添加新鮮果汁是為了調味（柳橙和鳳梨兩者交替使用），但水果中的酵素也具有消炎功效。飲用方式為：一天兩回，連續飲用三天後暫停一天。明日葉是近幾年在台灣和日本都很風行的藥草，每回飲用原汁一百毫升，能有效緩解發炎症狀。有些人不喜歡它的青草味，所以加入鳳梨、蘋果，比較容易入口。

食養蔬果汁部分推薦用**胡蘿蔔洋蔥蘋果汁**（213頁），但連續飲用三天後需暫停一天，以免胡蘿蔔色素沉澱，造成肌膚發黃。

九層塔、大蒜、茯苓是我們很熟悉的食材，雖然便宜，卻具有疏通氣血的特性，不妨多應用在三餐飲食中，例如：**九層塔炒蛋**（270頁）、**蒜頭酒**（269頁）、**紅棗茯苓粥**（253頁），其中，九層塔炒蛋最好選用青皮的鴨蛋，連續一週當正餐配菜，而蒜頭酒的蒜頭則以紫皮蒜頭為主，白皮亦可。在兩餐之間的甜點則安排**雙耳蓮子枸杞湯**（244頁），味道好，且用來調理腰痠背痛也很棒。

●緩解腰痠背痛的保健法

除了飲食的調理之外，我們同時要兼用物理保健來舒解疼痛。

◆倒退健身法

我們經常在公園看到有人倒退走路，用意是訓練不同的肌肉群，改善筋骨，對腰痠背痛、腰椎間盤突出十分有幫助。請掌握以下原則：❶倒退時，膝蓋要打直，不能彎曲。❷盡量大動作甩開雙臂。❸雙臂甩開的同時做深呼吸，鼻吸口吐，吸─吸─吐，吸兩口吐一口。❹放慢速度，且隨時轉頭注意背後，避免跌跤，最好找同伴協助，比較安全。❺每天走二十至四十分鐘，持續兩個月。

◆擺手轉腰法、綠豆槌按摩法

我極力的推薦有腰痠背痛的朋友的們的學太極拳，其中很多招式都有擺手、轉腰的動作，透過頻繁的練習，來改善筋骨，緩解疼痛。當然，其他健身操或瑜珈也是不錯的選擇。綠豆槌是很實用的按摩道具，作法可見75頁，用它來拍打患部，疏通氣血，有助於消除痠痛，值得一試。

◆泡澡與乾刷、薑湯熱敷法

泡澡（或溫泉）也是好方法！建議泡澡前，先以絲瓜絡乾刷身體十五分鐘，促進全身循環，效果更好。作法：準備天然絲瓜絡兩塊（一塊約八公分，一塊為長條狀）。用水泡軟絲瓜絡，擰乾後，在身體不浸濕的情況下直接擦拭。身體正面用小塊絲瓜絡從四肢末端朝心臟方向輕輕乾刷，刷到紅；背部則雙手抓住長條絲瓜絡兩端，來回交叉刷，全程大約十五分鐘。最後泡澡二十分鐘。或者參考76頁的薑湯熱敷法，也能暫時緩解腰痠背痛。

性功能低下
缺乏對性活動的主觀意願

當大腦神經受刺激、荷爾蒙分泌、血管與神經等功能受影響時都會造成性功能障礙，而糖尿病、高血壓、動脈硬化、末梢血管疾病、憂鬱症、抽菸、喝酒、藥物等，亦會影響。

如果經常提不起「性致」，有可能是早衰的徵兆。無論男女，若有性冷感或早洩的困擾，不要羞於啟齒，身體的各種異常症狀，提醒我們該改變生活型態。對於性功能低下者，我還是要再次強調「弱鹼性飲食法」，三餐請參考「食養全餐表」（詳見26頁），提升自癒力，改善酸性體質，才能真正斷絕疾病。

此外，薏仁含類黃酮，有助促進女性荷爾蒙，調節內分泌；紅豆含異黃鹼素，是類似女性荷爾蒙的植物雌激素，可以改善與荷爾蒙有關的身體症狀。因此，我推薦在三餐主食的飯或粥裡加入薏仁九十公克、紅豆三十公克，營養佳、風味好，又能解決荷爾蒙失調問題，兩全其美！

●利用食養飲品，對抗性功能低下

食養飲品方面，只要善用蜂王漿、山藥、牛蒡、當歸、榴槤等食材，找回「性福」並不難！但有腺體腫瘤的患者，例如：女性有乳癌、子宮癌、卵巢囊腫，男性有前列腺癌等，則不宜食用。

◆三合一蜂王漿、山藥豆奶（217、219頁）

蜂王漿，又稱蜂王乳，屬於天然的活性荷爾蒙，自古以來就是宮廷妃女養顏美容的聖品！山藥則被稱為「荷爾蒙之母」，能幫助腎上腺製造黃體素、性激素等。建議將蜂王漿與蜂蜜、花粉調製成三合一蜂王漿，山藥和豆漿打成山藥豆奶，兩款飲料對於改善性功能障礙都很有幫助。

◆牛蒡薑湯、黃耆紅棗枸杞湯（232、242頁）

牛蒡俗稱「牛大力」，能促進荷爾蒙分泌，但屬性偏寒涼，所以用薑片來中和，煮成牛蒡薑湯。當歸也是能強化生殖系統，促進身體分泌荷爾蒙的養血聖藥，將當歸煮成黃耆紅棗枸杞湯，既補血又補氣。

◆回春精力湯（223頁）

早餐飲用一杯用綠豆芽、小白菜、鳳梨、蘋果等製成的回春精力湯，就能元氣滿滿，且短期內就能改善性功能低下的症狀。若覺得沒有飽足感，可再搭配一個饅頭。請務必選購有機食材，避免農藥殘留疑慮，才可以生食。

◆高C果汁、鳳梨蘋果汁（211、205頁）

假使屬於機能提早衰退的情況，建議飲用高C果汁補足維生素C，減緩細胞受損而產生的老化現象，預防因早衰而引起的性功能低下。同樣適用於早衰症狀的還有鳳梨蘋果汁，建議與高C果汁輪替，於兩餐之間的空腹時段飲用。鳳梨的酵素含量是水果中的第一名，能夠激活內臟，促進受損細胞的再生。

◆胡蘿蔔蘋果汁、淨血蔬果汁（202、203頁）

假使經常食用香腸、臘肉、泡麵、罐頭食品等「垃圾食物」，致使血液黏稠，也會造成性功能低下。此時，就需從淨化血液著手，推薦：胡蘿蔔蘋果汁和淨血蔬果汁輪替，一天飲用一至三回，依個人的狀況斟酌調整次數。

歐陽老師的叮嚀

有「果王」之稱的榴槤，因為氣味特殊，讓許多人退避三舍。但是，它是很好的食養材料，能夠暖活虛冷體質。每回生食兩、三瓣即可，以免上火。除了生食，榴槤也可以搭配其他水果，用果汁機攪打均勻後飲用。但婦科腫瘤的患者，絕對不能吃榴槤，以免助長腫瘤。

☑ 食養二分法，排餐範例

時間	週一、三、五	週二、四、六、日
晨起	牛蒡薑湯500毫升	黃耆紅棗枸杞湯500毫升
運動後	三合一蜂王漿加溫開水200毫升（吃6天停1天）	
早餐	回春精力湯／薏仁紅豆南瓜湯或自製豆漿	
10點	牛蒡薑湯500毫升	黃耆紅棗枸杞湯500毫升
11點	榴槤2～3瓣	葡萄15～20粒

午餐	生食：番茄（中）1個 熟食：薏仁綠豆飯與3菜1湯（請見全餐表）	生食：小黃瓜1條 熟食：薏仁紅豆飯與3菜1湯（請見全餐表）
15點	山藥豆奶300毫升	
16點	牛蒡薑湯500毫升	黃耆紅棗枸杞湯500毫升
17點	榴槤2～3瓣	葡萄15～20粒
晚餐	生食：番茄（中）1個 熟食：薏仁綠豆飯與3菜1湯（請見全餐表）	生食：小黃瓜1條 熟食：薏仁紅豆飯與3菜1湯（請見全餐表）
20點	胡蘿蔔蘋果汁300毫升	高C果汁300毫升

※有腺體腫瘤的患者，不宜食用蜂王漿、山藥、牛蒡、當歸、榴槤等食材，請改以薏仁、紅豆、黃豆來調節性功能問題。

結石（含肝、膽、腎、膀胱等結石）

體內排不掉的小石頭

無機鹽、有機鹽、酸在體內異常沉積，會形成肝、膽、腎、膀胱等各種結石。健康的人在運動和飲水後，會自行排出結石；至於飲食、水喝太少的人，則難逃「結石痛」這一關。初期結石不一定會造成疼痛，也因此容易忽略！

關於結石，雷久南博士的「肝膽排石法」值得一提，我們具體實行後確實見效，精準地說，身體排出的不完全是結石，而是積累在肝膽內的膽沙、沉積物、廢棄物等結石前趨物質。有些人把肝膽排石法簡化為二到三天，我仍傾向於雷久南博士以七天為期的正宗版，結合「弱鹼性飲食法」（詳見26頁），具體說明如下：

❶第一到五天：三餐正常飲食，少油、少鹽、少糖，最好是「素多葷少」。僅需於每天於兩餐之間飲用**蘋果原汁**（詳見204頁），每杯兩百五十毫升，一天總計一公升，以自己現榨現喝為佳。

❷第六天：早餐、午餐如常，晚餐取消，改於晚上六點和十點各飲用瀉鹽（硫酸鎂）五到八公克調溫開水兩百五十毫升，淨化腸道。

到了晚上十點，飲用檸檬原汁一百二十五毫升混調相同份量的橄欖油。這杯檸檬橄欖油又酸又油，對多數人來說都難以入口，但是調均後立馬喝下，忍一忍也就過去了，過不久就會產生便意，排出體內廢毒物。準備就寢時，要用熱敷袋或暖暖包熱敷右下腹，邊熱敷邊入睡，採右側躺（臉朝右，身體側躺）至少兩小時，熟睡後即可自然翻身，睡前要將「濾網」放在馬桶內的正下方，以便排糞便於其中，沖水後便可看到排出的成果——粒狀物（綠色、咖啡色、黑色……）。

❸第七天：晨起後再飲一回瀉鹽水，便可徹底排除身體內的廢毒物。

❹以上步驟，約每兩個月進行一次，排毒效果最佳。

歐陽老師的叮嚀

瀉鹽，學名為「硫酸鎂」（MgSO4），需於大型西藥房購買醫療用級才可食用。有人因為反對使用「瀉鹽」而改使用酵素。沒錯－「瀉鹽」當然不能經常食用，然偶爾為之卻對身體無害，例如：醫院經常在開刀前利用瀉鹽來清除病患大腸內的廢棄物。

●結石的飲食宜忌

除了採行健康的「弱鹼性飲食法」提升自癒力，結石飲食還需注意：

◆每天飲水量充足

對於一般人來說，每天飲用「體重公斤數×四十毫升」的理想水量，就能夠預防結石；若已確診為結石患者，就必須要喝到三公升以上的水才能夠逐漸把結石溶解、代謝掉。

◆多食用利尿食材

平日盡量攝取利尿食材，如：各種瓜類、冬瓜、絲瓜，以及薏仁、紅豆，可以將薏仁、綠豆、紅豆加入主食，兩餐間食用西瓜、哈密瓜，都有助身體排除結石。

◆減少草酸鈣形成

結石有不同的組成元素，以「草酸鈣」最常見。日常飲食中，乳酪、鮮乳、魚乾、黑芝麻、各種豆類與其製品，都含有豐富鈣質；而深綠色葉菜，包括：菠菜、芥蘭、小白菜、莧菜等，草酸含量高，因此建議結石患者應避免同時食用高鈣與高草酸食物，例如：菠菜豆腐湯，以免草酸與鈣結合。

◆暫停食用熱、溫性食材

若感覺到結石痛，表示體內有發炎現象，飲食上應暫停熱、溫性食材，而盡量選擇寒、涼性與平性的蔬果，降火消炎。食物屬性請見19至20頁的表格。

●利用食養飲品，對抗結石

◆檸檬水（216頁）

若是腎結石患者，推薦善用檸檬，因為其中的檸檬酸（citrate）能軟化鈣質結石。檸檬酸度較高，需調和為檸檬水比較順口，隔天飲用且需避開空腹時段，較不會傷胃。

◆魚腥草紅棗湯、利尿冬瓜湯（259、241頁）

若是膀胱結石患者，需多攝取利尿食物，推薦魚腥草紅棗湯和利尿冬瓜湯隔日輪替，一天二公升以上，分次飲用，但一天總水量（連同其他飲水）要超過三公升。

☑食養二分法，排餐範例

時間	週一、三、五	週二、四、六、日
晨起	魚腥草紅棗湯500毫升	利尿冬瓜湯500毫升
運動後	溫開水200毫升	溫開水200毫升
早餐	生食：番茄（中）1個 熟食：薏仁綠豆飯與3菜1湯 （見全餐表）	生食：小黃瓜1條 熟食：薏仁紅豆飯與3菜1湯 （見全餐表）
10點	魚腥草紅棗湯800毫升	檸檬水800毫升
11點	水果Ⓐ	水果Ⓑ
午餐	生食：番茄（中）1個 熟食：薏仁綠豆飯與3菜1湯 （見全餐表）	生食：小黃瓜1條 熟食：薏仁紅豆飯與3菜1湯 （見全餐表）

15點	魚腥草紅棗湯800毫升	利尿冬瓜湯800毫升
16點	魚腥草紅棗湯800毫升	檸檬水800毫升
17點	木瓜（小）1個	火龍果（小）1個
晚餐	生食：番茄（中）1個 熟食：薏仁綠豆飯與3菜1湯 （見全餐表）	生食：小黃瓜1條 熟食：薏仁紅豆飯與3菜1湯 （見全餐表）
20點	胡蘿蔔蘋果汁300毫升	高C果汁300毫升

※檸檬水不適合在剛起床的空腹時飲用，下午飲用即可。

掉髮與白髮

異常掉髮、提早白髮是健康警訊

我們常說「三千煩惱絲」，對有白髮與掉髮問題的人來說更是如此。一般年輕人有白髮現象，第一個想到的是使用化學染劑染髮，但其實這治標不治本，反而形成惡性循環。撇開基因遺傳的先天因素不論，後天形成的白髮與掉髮，通常是和身體提早衰老有關，因此，我傾向從飲食調整來促進體內分泌足夠的荷爾蒙，預防早衰，改善白髮與掉髮。

●利用食養飲品，對抗掉髮與白髮

以下五種對症飲料，請自選兩種，隔日輪替飲用，持續兩個月，就能從轉黑的髮根看到成效。

◆山藥豆奶、牛蒡薑湯（219、232頁）

預防早衰要從「促進荷爾蒙分泌」的角度切入，因此，蜂王漿、山藥、牛蒡、當歸、榴槤可稱「特效食材」，把其中的山藥和牛蒡製成茶飲，更易於落實。

選用新鮮可生食的日本山藥和自製豆漿，攪打成山藥豆奶，當作點心或飲料。山藥能促進激素、黃豆富含大豆異黃酮，將兩者加乘，對於預防早衰很有幫助。牛蒡薑湯的風味清香，可當作解渴飲料，有助於改善白髮與掉髮。

◆菊花糖蜜水（266頁）

白髮與掉髮也可能是體內礦物質不足所引起，因此要鎖定「微量元素」的補充，我推薦天然的糖蜜，糖蜜是指甘蔗汁經過長時間熬煮濃縮的黑色物質，目前已經商品化，各大生機飲食店均有販售。飲用菊花糖蜜水，對白髮與掉髮效果很顯著。

◆黃耆紅棗枸杞湯、糙米紅棗湯（242、246頁）

黃耆紅棗枸杞湯最早是孫安迪博士所推廣，有人稱之為「安迪湯」。這道飲料的風味好，又能補血補氣，能夠改善因氣血不足所造成的白髮與掉髮。而糙米保留著鎂、鉀、鈣、鋅和鐵等人體必需的微量元素，是養生不可或缺的食材，糙米紅棗湯乃是補中益氣的茶飲，我們純粹飲用湯當茶飲，但撈起的糙米和紅棗是可以食用的，無論是打成糙米漿或煮粥都是很好的養生良方。

◆**胡蘿蔔蘋果汁、三寶胡蘿蔔汁、胡蘿蔔腰果熱湯（202、201、228頁）**

β胡蘿蔔素是頭髮生長的重要營養素，建議要解決白髮與掉髮的朋友可以善用。推薦三種胡蘿蔔飲品，請自行輪流飲用。其中，「胡蘿蔔蘋果汁」簡單又方便；加入三寶的「三寶胡蘿蔔汁」，透過大豆卵磷脂強化細胞膜、小麥胚芽的維生素E活化內臟機能、啤酒酵母補充維生素B群，營養升級；而β胡蘿蔔素經過烹煮後加入油脂，更易被人體吸收，因此「胡蘿蔔腰果熱湯」的療效會更加明顯。

◆**高C果汁、烏髮精力湯（211、227頁）**

這杯以維生素C為訴求的高C果汁，能提升免疫力，有助於免疫細胞撲滅病毒、細菌，當我們的身體減少細菌和病毒的侵擾，自然不容易衰老退化。精力湯是完整的營養餐，我將基本材料（綠豆芽、小白菜、鳳梨、香蕉、腰果、松子、黑芝麻粉、何首烏湯）加入營養補助品（花粉、三寶粉），調理為烏髮精力湯，改善掉髮與白髮，建議每喝六天要暫停一天。

便祕與腹瀉

腸胃的壞菌多、好菌少

便祕與腹瀉看似腸道的小毛病，卻是健康的大問題。當我們的腸胃無法進行消化和吸收，各種疑難雜症就會跟著來。首先來我們來定義什麼情況是「便祕」？什麼情況下又是「腹瀉」？以健康的成人為例，以下三種任一種均可稱為「便祕」：❶一週的排便次數少於三次，或三天才排一次。❷每天排一次便，且量少於三十五公克。❸持續六週以上排便都不順暢，便的質量硬且量少。

而當排便次數比平日明顯增加，一天的排便量超多且稀便，糞便的水分含量達百分之六十以上，就稱為腹瀉。腹瀉又有「慢性」和「急性」之分。急性腹瀉通常兩三天會好轉，超過三天就是慢性腹瀉。嚴格地說，腹瀉是一種症狀，而不是疾病。

無論便祕或腹瀉，都是因為腸道菌叢生態失衡所致。例如：腸道中的壞菌多於好菌，就會發生腹瀉。此外，還有情緒上的壓力或長期服藥，也會導致腸胃功能失調。這些狀況都可以利用食養來舒緩。

●清腸飲食重點

◆增加腸道好菌

我們從調整腸道菌叢的平衡著手，讓好菌多過於壞菌。首先推薦梅子，梅子含有的「有機酸」能有效抗菌滅菌、抑制發炎。最簡便的方法，就是以台灣常見的紫蘇梅為配菜，每餐食用二到三顆，或是飲用梅子漿或紫蘇梅汁，添加少許寡糖（Oligo），風味更好。寡糖是益菌的糧食，能加快好菌的繁殖速度，好菌數量一多，便可抑制壞菌的成長。

◆多喝水

當然，別忽視「飲水量」的重要！計算方式：體重（公斤數）×四十毫升＝每天理想的飲水量。將每天所需飲水量平均分配於晨起、運動後、早上十點，下午三點、下午四點半、晚上十點等時段。

◆潤腸通便

每天吃二到三次潤腸通便的水果，例如：木瓜、火龍果、香蕉、奇異果、葡萄柚，每份約一碗（約兩百五十公克），在兩餐之間的空腹時食用，最佳時機是早上十一點、下午五點、晚上八點半。

主食以五穀雜糧飯為主。建議使用高壓鍋烹煮五穀雜糧飯，或將粗糧用沸水浸泡三十分鐘以上再煮，並加上切丁的芋頭、地瓜，或松子、腰果等材料加以變化，更鬆軟且可口。配菜盡量食用富含粗纖維的蔬菜，促進腸道蠕動；而地瓜、南瓜、芋頭、馬鈴薯、山藥等根莖類，可有效增加糞便量，排出長條便，有助於清空腸道中的宿便。

◆定時排便

養成定時的排便習慣，最好一天排便二到三次，例如：起床時第一次排便，晨間運動後第二次排便，睡前第三次排便。透過運動幫助腸胃蠕動，排除較深層的宿便。

●利用食養飲品，對抗便祕

多數便祕起因於飲食不當，或延誤排便時機，使腸道不停地吸收掉糞便的水分，使軟便變成硬便。因此，每餐都要食用能刺激腸道蠕動的粗纖維食物，以及會增加便量的根莖類食物，最重要的是，每天補充足夠的飲水量，並且要養成定時排便的好習慣。

◆木瓜香蕉酸奶、牛蒡原汁（196、233頁）

當便祕嚴重時，除了正餐食用五穀飯，還可以飲用木瓜香蕉酸奶和牛蒡原汁，清除積累在腸道中的宿便。木瓜香蕉酸奶一天一到二回，於兩餐之間飲用；牛蒡原汁則選在假日較自由的時間飲用，以免頻繁跑廁所造成不方便。另外，在早餐前一小時和下午三點，空腹時各服用益生菌三公克，通便效果更好。若是遇到旅遊或出差在外，無法製作食養飲品，就改用瀉鹽，分裝成五公克的小袋，隨身攜帶。發生便祕問題時，將瀉鹽調入溫開水兩百五十毫升飲用，即能快速通便。

◆淡鹽水、蜂蜜水

經常便祕的人，若能在早上飲用淡鹽水和晚上喝蜂蜜水，保養腸胃，會比依賴藥物更為理想。早上以〇．五公克海鹽兌入五百毫升溫開水成為淡鹽水，促進晨間排便；晚上臨睡前，以二十到三十公克的蜂蜜兌入兩百毫升溫開水成為蜂蜜水，幫助潤腸。

●利用食養飲品，對抗腹瀉

發生腹瀉時，記得檢視吃下肚的食物新鮮與否，以及有無冷熱交叉的錯誤飲食順序。

◆烏梅湯（245頁）

腹瀉通常是腸道內的好菌無法與壞菌抗衡，此時要食用具滅菌效果的食材，比如說，利用酸梅、紫蘇梅、烏梅、梅精，以沒有添加物的有機產品為佳，泡紫蘇梅汁或煮烏梅湯，風味好又能止瀉。

◆蘋果泥（197頁）

蘋果泥也是腹瀉時常用的調養食譜，一天兩回，於早上十點到十一點、下午三點到五點食用。症狀輕微者，用紅蘋果；嚴重者則要用青蘋果，青蘋果較酸，止瀉效果較好。

◆健康果醋

健康果醋也能緩解腹瀉，尤其推薦梅子醋。用三十毫升的果醋兌入三百毫升的溫開水，拌勻後飲用，一天三回當作解渴的對症飲料，達到收斂止瀉。

◆糯小米地瓜粥（250頁）

腹瀉多屬寒症，需暫時避開寒涼性的蔬果（詳見19頁），以免惡化。我建議把糯小米地瓜粥放在三餐主食，利用炒過的糯小米產生燥熱性加以改善寒性的腹瀉。

◆三寶胡蘿蔔汁、高C果汁（201、211頁）

經常腹瀉的人，建議在日常生活裡，多飲三寶胡蘿蔔汁和高C果汁，隔日輪替飲用，有助提升免疫力。大豆卵磷脂、小麥胚芽、啤酒酵母合稱為「三寶」，三寶粉帶燥熱性，用熱剋寒症；而高C果汁中的酸性水果，有助於改善腹瀉。

歐陽老師的叮嚀

還有一種情況是腹瀉與便祕經常輪番上陣，這是典型的腸躁症，是腸道中的壞菌太多、好菌太少所引起。腸躁症用梅精、紫蘇梅最有效果，當然，更重要的是平常要以「全餐」作為三餐的飲食結構，才能常保腸道的健康、平安！

肥胖
攝取的熱量遠超過身體所需

「肥胖」就是攝入超過身體所需的熱量，特別是奶油、果醬、麵包、甜食、點心、碳水化合物，都容易造成肥胖。細胞新陳代謝不順，會囤積多餘的熱量，也易使得身材走鐘。這個年頭，無論是基於健康或純粹愛美，肥胖都讓人避之唯恐不及。

造成肥胖的因素很多，常見的有：

❶新陳代謝速率緩慢：常聽到有人抱怨：「連喝水都會胖！」這是水分淤積在體內，無法排除，容易形成虛胖。

❷飲食過於油膩：特別是外食族，因為長期食用油煎、油炸料理或高熱量食物，身體所需熱量，供過於求，當然會發胖。

❸運動量不足：充分運動能消耗熱量，提高基礎代謝率；反之，缺乏運動又不忌口，卡路里囤積在體內，自然容易發胖。

想要瘦身減肥、杜絕慢性病，請先審視生活中是否有錯誤的生活作息與飲食習慣，盡早加以改善，才能窈窕苗條！要徹底遠離肥胖，最根本的做法就是：節制飲食，充分運動，生機飲食的減肥方法既溫和又安全，不會因為過度禁食而營養失調，也沒有藥物傷身的副作用，普遍適合各種年齡層。

●利用食養飲品，對抗肥胖

我鼓勵想要減肥的人採行生機飲食，以一個月減少三到四公斤的節奏，較容易達成。多數人很難適應全素飲食，所以退而求其次，採行全素與素多葷少隔日輪替的「弱鹼性飲食法」（詳見26頁）。烹調方式以蒸、涮、燴、煮、燉、滷，替代炸、煎、燻、烤、炒；葷食部分，魚的脂肪含量低，更勝於雞、鴨、牛、羊、豬，在這個大原則下，持之以恆，體重就會下降。

◆五穀腰果地瓜奶、南瓜蔬菜泥（221、257頁）

在週一、三、五全素安排五穀腰果地瓜奶和南瓜蔬菜泥，無油、無鹽、無糖，完全不用調味就有自然的香甜，營養剛剛好，而且低卡路里，減肥效果更顯著。在週二、四、六、日素多葷少時，用地瓜、芋頭、山藥、馬鈴薯來替代米飯所提供的澱粉，減少熱量，而且能將排便調整為條狀，避免體內宿便囤積。

◆利尿冬瓜湯、魚腥草紅棗湯（241、259頁）

肥胖的人都有容易水腫的特徵，因此我建議用對症飲料來代替開水，隔日輪替飲用利尿冬瓜湯和魚腥草紅棗湯，從利尿、消腫的角度輔助減肥。

●三餐之間食用蔬果，促進代謝

新鮮蔬果內含天然酵素，具有激活細胞、促進新陳代謝的效用，是減重瘦身的重要食物，因此三餐要強調通便排毒的粗纖維類蔬菜，以及各種利尿的瓜類；兩餐之間就食用木瓜、白肉火龍果、葡萄柚、奇異果、梅子、蓮霧等通便潤腸水果，幫助排除體內積累的宿便，避免成為「小腹人」。

特別提醒，很多朋友都在飯後才吃水果，這不是健康的飲食習慣！因為水果含有果糖，會在半小時至一小時消化完畢，此時正餐的食物還停留在胃部，形成腸道大「塞車」的局面，若水果堵在胃部頂層的時間一久，容易發酵產生大量氣體，引起打嗝、胃脹和消化不良。所以吃水果的最佳時機是餐前一小時。

另外，還可補充保健食品來強化新陳代謝，以二十至三十毫升的酵素液兌入溫或冷開水兩百毫升，在早餐前一小時飲用。

☑食養二分法，排餐範例

時間	週一、三、五	週二、四、六、日
晨起	利尿冬瓜湯500毫升	魚腥草紅棗湯500毫升
運動後	酵素液30毫升加溫開水200毫升	
早餐	生食：番茄（中）1個 熟食：五穀腰果地瓜奶和南瓜蔬菜泥	生食：小黃瓜1條 熟食：素多葷少的全餐（請見全餐表）
10點	利尿冬瓜湯500毫升	魚腥草紅棗湯500毫升
11點	木瓜（小）1個	奇異果1個

午餐	生食：番茄（中）1個 熟食：五穀腰果地瓜奶和南瓜蔬菜泥	生食：小黃瓜1條 熟食：素多葷少的全餐（請見全餐表）
15點	酵素液30毫升加溫開水200毫升	
16點半	利尿冬瓜湯500毫升	魚腥草紅棗湯500毫升
17點	木瓜（小）1個	奇異果1個
晚餐	生食：番茄（中）1個 熟食：五穀腰果地瓜奶和南瓜蔬菜泥	生食：小黃瓜1條 熟食：素多葷少的全餐（請見全餐表）
20點半	木瓜香蕉酸奶300毫升	牛蒡原汁300毫升

●速效減肥斷食法

斷食法（或稱「輕食法」更貼切）是更積極且速效的減肥手段，但是，請務必懂得調整往後的飲食，才不容易復胖。斷食和完全不進食的「禁食」不同。斷食期間，刻意不攝取澱粉、脂肪和蛋白質，而僅飲用對症飲料和食養蔬果汁，因為不吃固體食物，腸胃減少蠕動，能徹底讓消化系統休息、排泄系統轉強。這麼一來，身體為了維持機能，會進行基礎代謝，從體內消耗庫存，是一種「自體溶解」的概念。我經常用「蔬果汁斷食法」進行食養，以低熱量的蔬果來折衷，比激烈的清水斷食法來得溫和，又因為顧及各種維生素、礦物質和酵素的補充，在臨床上都有很好的成效。用斷食法減肥，以三到五天為期，分為減食、斷食、復食三個階段，詳細說明請見28頁的「三階段輕食斷毒法」。

適合減肥的食養飲品，我推薦的是**利尿冬瓜湯**（241頁）和**魚腥草紅棗湯**（259頁）二道對症飲料，以及**胡蘿蔔蘋果汁**（202頁）和**五汁飲**（212頁）二道食養蔬果汁，飲用時間安排如下：

時間	食養飲品	時間	食養飲品	時間	食養飲品
晨起	利尿冬瓜湯500毫升	午餐	利尿冬瓜湯500毫升	晚餐	魚腥草紅棗湯500毫升
早餐	魚腥草紅棗湯500毫升	15點	白蘿蔔蜜水500毫升	晚餐	五汁飲300毫升
10點	胡蘿蔔蘋果汁300毫升	16點半	胡蘿蔔蘋果汁300毫升	睡前	利尿冬瓜湯200毫升

※有夜尿狀況者可省略睡前的利尿冬瓜湯。

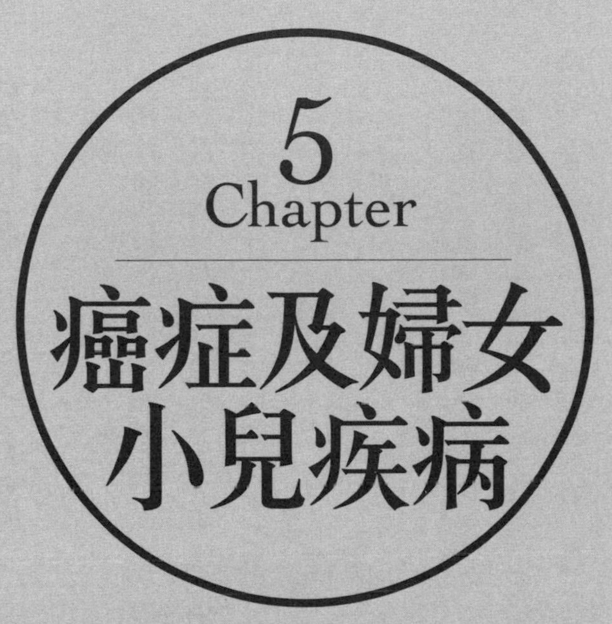

5 Chapter 癌症及婦女小兒疾病

癌症佔據國人十大死因的前幾名，主要是因為人體細胞不正常突變所導致。本章介紹兩大種類癌症及常見的婦女小兒症狀，教你從「吃」簡單打好健康的基礎。

「百分之三十的癌症與慢性發炎有關」

慢性發炎經年累月地刺激正常細胞，使得細胞病變，變異染色體不斷累積，最後導致癌症。有醫學研究報告指出，約有百分之三十的癌症與慢性發炎有關，比如：慢性肝炎變成「肝癌」，就是免疫系統的攻擊所造成的；「子宮頸癌」是體內對抗「乳突病毒」的發炎反應所引起的；胃酸逆流造成「食道發炎」，也容易導致「食道癌」。

癌症是人體內突變細胞不正常的增殖。癌細胞繁殖增長的速度相當快，且具有高度的侵犯性及轉移性，會造成組織器官病變。癌細胞除了分裂失控外，還會局部侵入周遭正常組織，甚至經由體內循環系統或淋巴系統轉移到身體其他部分，引發各種不舒適的症狀，最後導致器官功能喪失，危及生命。唯有讓免疫系統正常運作，癌細胞才無法生存。

而女性們在生理期、更年期間常會遇上一些症狀，如生理痛、暈眩、睡眠品質不佳，甚至因免疫力差而容易感冒、嚴重過敏等，這些也都是身體系統出現毛病的警訊。年輕女孩在月事期間宜保持個人的衛生習慣，防止細菌感染，平時應多攝取富含鐵質的食物，強化身體的造血機能。

本篇章教你如何以飲食調理自己的身體，加強身體抵抗力，避免癌症，減緩婦女常見病，讓你的健康比別人強！此外，還提供嬰幼兒嘔吐、消化不良等食養對症方法，照顧好父母也照顧好孩子。

腺體腫瘤

與內分泌腺體相關的腫瘤癌症

腺體腫瘤，是指腦癌、甲狀腺癌、子宮癌、卵巢癌、乳癌、攝護腺癌、淋巴癌、肺腺癌等等，與內分泌腺體有關的腫瘤。根據衛福部國民健康署的資料顯示，台灣人的「癌症時鐘」持續快轉，每五分鐘十八秒就有一人罹癌。

癌症不是絕症！儘管癌症的發生與家族病史有關，卻也與飲食和生活型態脫不了干係。西醫也證實所有癌細胞都是「厭氧性」，因此在罹癌初期，必須盡快調整生活作息與飲食內容（請見26頁的「弱鹼性飲食法」），使體內的血液偏向弱鹼性，使血中帶氧量足夠，同時養成良好的運動習慣，就能減緩癌細胞的生長速度，與癌共存。

●腺體腫瘤的飲食宜忌

我們已有許多用飲食抗癌的實例，俗話說：病從口入，及早從日常飲食著手防癌、抗癌，就是成功的一半。除了採用前述的「弱鹼性飲食法」之外，「腺體腫瘤」還需注意：

◆忌食促進激素的食物及糖類

對腺體腫瘤患者來說，蜂王漿、山藥、牛蒡、當歸、榴槤等促進荷爾蒙分泌的食物，連碰都不能碰！而黃豆和薏仁則可少量攝取，但不能天天食用，最好是吃一天停一天。此外，還要嚴格禁糖，甜度較高的天然蔬果也應避食，假使吃進太多甜食，血液會變得黏稠、帶氧力下降，細胞無法生存，可能就會突變為癌細胞！突變後的癌細胞不但不需要氧氣，且靠血糖餵養，所以血糖一升高，癌細胞的生長與蔓延速度就會加快。

◆提高生食比例

生鮮的有機蔬菜含有豐富維生素C和多種礦物質、天然酵素，尤其酵素能改善血液的黏稠，提升攜氧能力，有效抑制癌細胞，但這些營養卻容易因高溫而破壞，因此提高飲食中的生食比例，並五顏六色兼顧，例如：胡蘿蔔、紫色高麗菜、苜蓿芽、豌豆苗、三色甜椒、番茄、小白菜等，才能攝取到最完整的營養素。

●利用食養飲品，對抗腺體腫瘤

德國的葛森醫師（Max Gerson）以自然療法救治過無數的癌症患者，其中一項就是使用大量新鮮的蔬果汁。我們接觸的實例也是如此，體內有充足的水分確實能夠提高血液含氧量，因此對症的解渴飲料和蔬果汁不可或缺。坊間常用五行蔬菜湯抗癌，但這道食譜中含有牛蒡，不適合腺體腫瘤患者食用。以下是適合腺體腫瘤的飲料和食養蔬果汁，請善加運用。

◆綠竹筍稀泥湯、半枝蓮白花蛇舌草茶（226、264頁）

蘆筍是抗癌食材，能抑制癌細胞生長，利用蘆筍製作解渴飲料，會比單喝白開水更有效。半枝蓮和白花蛇舌草是中藥裡清熱解毒的藥材，現代藥理中，白花蛇舌草對於腺體腫瘤的癌細胞有一定的抑制作用，經常用於輔治癌症。

◆淨血蔬果汁、五汁飲（203、212頁）

淨血蔬果汁富含β胡蘿蔔素，主是用於改善血液黏稠，強化攜氧能力，進而抑制厭氧性癌細胞。五汁飲含有五種蔬果的營養成分，屬性偏寒涼，對抗癌有不錯的效用，材料最好挑選有機蔬果，避免農藥殘留。

◆小麥草汁（194、195頁）

小麥草是小麥種籽發芽長成的苗栽，生機飲食店和大型超級市場都有販售，最好選購有機栽培，而且土耕比水耕好，能從土壤中吸收較多的礦物質。很多人都覺得小麥草汁不好喝，但它對於消除腫瘤的幫助很大，可加入柳橙汁或檸檬汁飲用。

☑食養二分法，排餐範例

時間	週一、三、五	週二、四、六、日
晨起	綠蘆筍泥稀湯500毫升	半枝蓮白花蛇舌草茶500毫升
運動後	麥苗粉5公克加溫開水200毫升	小麥草汁30毫升加檸檬汁10毫升
早餐	生食：胡蘿蔔絲拌薑絲1小盤或番茄1個 熟食：主食與3菜1湯（見全餐表）	生食：黑芝麻粉佐結球萵苣1小盤或小黃瓜1條 熟食：主食與3菜1湯（見全餐表）
10點	綠蘆筍泥稀湯500毫升	半枝蓮白花蛇舌草茶500毫升
11點	木瓜（小）1個或淨血蔬果汁300毫升	五汁飲300毫升

時間	週一、三、五	週二、四、六、日
午餐	生食：胡蘿蔔絲拌薑絲1小盤或番茄1個 熟食：主食與3菜1湯（見全餐表）	生食：黑芝麻粉佐結球萵苣1小盤或小黃瓜1條 熟食：主食與3菜1湯（見全餐表）
15點	麥苗粉5公克加溫開水200毫升	小麥草汁30毫升加檸檬汁10毫升
16點	綠蘆筍泥稀湯500毫升	半枝蓮白花蛇舌草茶500毫升
17點	木瓜（小）1個或淨血蔬果汁300毫升	五汁飲300毫升
晚餐	生食：胡蘿蔔絲拌薑絲1小盤或番茄1個 熟食：主食與3菜1湯（見全餐表）	生食：黑芝麻粉佐結球萵苣1小盤或小黃瓜1條 熟食：主食與3菜1湯（見全餐表）
20點	麥苗粉5公克加溫開水300毫升	小麥草汁30毫升加檸檬汁10毫升
20點半	綠蘆筍泥稀湯200毫升（夜尿者可省略）	半枝蓮白花蛇舌草茶200毫升（夜尿者可省略）

※輕微癌症患者，蔬果汁一天一回，嚴重者一天兩至三回，請依病情斟酌次數，並於空腹時段飲用。餐前生食內容可依體質屬性選擇，例如：寒性體質吃胡蘿蔔絲拌薑絲、熱性體質吃番茄；寒性體質者在製作比較生冷的食養蔬果汁時，可加入薑湯或糙米清湯，中和屬性。

非腺體腫瘤

與腺體無關的腫瘤癌症

非腺體腫瘤是另一種類別的癌症，包括：鼻咽癌、食道癌、肝癌、胃癌、腸癌、肺癌、血癌（白血病）等與腺體無關的腫瘤。無論何種癌症，都與錯誤的生活習慣有關！總體來說，睡眠不足、飲食不當、情緒壓力是致癌的內因；而空氣汙染、輻射等環境問題則是致癌的外因。假使經過醫師確診為癌症，請不要驚慌，趁早改變飲食習慣，戒除菸、酒、檳榔，避免熬夜，養成晨間運動，將生活導入正軌後，縱使癌細胞仍然存在，我們的身體也能與它和平共處。

非腺體腫瘤與腺體腫瘤的飲食方式大致相同，但不需限制蜂王漿、山藥、牛蒡、當歸、榴槤等會促進激素的食材；同樣建議採取「弱鹼性飲食法」（詳見26頁）。換句話說，少油少鹽禁糖，拒絕醃漬食品、加工食品以及帶有黃麴毒素的食品，盡量全素或素多葷少，多吃鹼性蔬果，持續四至六個月，酸性體質慢慢轉變成弱鹼性，就能提升免疫系統。

●利用食養飲品，對抗非腺體腫瘤

當癌症找上身時，除了接受醫師安排的治療，最重要的是，自己要有抗癌的決心。而生機飲食中的對症飲料、食養蔬果汁和驗方，就是一線良機，請務必參考與落實。

◆金針菜湯、酸棗仁小米粥（238、249頁）

癌症患者普遍有淺眠的現象，無法安穩沉睡。抗癌食養第一步，從提升睡眠質量開始，推薦食用金針菜湯和酸棗仁小米粥，安神助眠，有助早日康復。嚴重失眠的朋友，需在睡前用「熱薑湯泡腳」（詳見30頁），逼汗排毒，促進新陳代謝，助眠效果更好。

◆半枝蓮白花蛇舌草茶、五行蔬菜湯（264、236頁）

半枝蓮白花蛇舌草茶是各種癌症通用的對症飲料，也可用於平日解渴。五行蔬菜湯，有「抗癌蔬菜湯」之稱，因為其中含有牛蒡成分，僅適合非腺體腫瘤患者。建議選用新鮮的有機蔬菜，在家自行熬煮，抗癌效果最好。若實在沒有時間，則退而求其次，購買生機飲食店所販售的即溶包，雖然即溶包不如新鮮食材所熬煮的風味和效力，但是只需熱水一沖，就可立即飲用，非常符合現代人忙碌的生活步調。

◆五汁飲、淨血蔬果汁（212、203頁）

五汁飲就是主打抗癌功效，能夠補充熟食所缺乏的天然酵素，因此是癌症患者活化內臟機能、增強抵抗力，進而抑制癌細胞生長的最佳蔬果汁。癌症患者都有血液濃稠的問題，因此安排淨血蔬果汁淨化血液，使攜氧能力提升，抑制厭氧性癌細胞。我通常使用分離式榨汁機萃取原汁，較不會有飽足感；但在不影響正餐的食量下，用調理機攪打均勻，連同纖維一併食用也可以。

◆小麥草汁（194、195頁）

如果不適應小麥草汁的草腥味，不需每天飲用，在週二、四、六、日即可，一日三回，每回三十毫升，調入檸檬汁五至十毫升，趁鮮飲用。隨後食用柳橙或綠色奇異果，將嘔吐感覆蓋，奇異果本身也是抗癌食材，效果加乘。

多數人白天上班時不方便準備小麥草汁，此時便可以改用麥苗粉替代。麥苗粉有分小麥草或大麥草製作而成，兩種皆可。使用方法：麥苗粉五至八公克，以溫開水兩百至三百毫升沖泡。另外，若實在不喜歡小麥草汁，就在週一、三、五改用麥苗粉交替，減少心理的抗拒，持之以恆，將有助消除癌細胞。

歐陽老師的叮嚀

決定體質的關鍵在於「紅血球」。紅血球的生命周期為一百二十天，每天都有舊紅血球老死，也有新紅血球誕生。因此，抗癌食養療程至少需要持續四到六個月，在這段期間內，務必徹底改變從前錯誤的飲食習慣，同時搭配對症飲料、食養蔬果汁，幫助身體創造全新的紅血球，扭轉生癌體質，重獲健康。

☑食養二分法，排餐範例

時間	週一、三、五	週二、四、六、日
晨起	五行蔬菜湯500毫升	半枝蓮白花蛇舌草茶500毫升
運動後	麥苗粉5公克加溫開水200毫升	小麥草汁30毫升加檸檬汁10毫升
早餐	生食：精力湯 熟食：主食與3菜1湯（見全餐表）	生食：精力湯 熟食：主食與3菜1湯（見全餐表）
10點	金針菜湯500毫升	半枝蓮白花蛇舌草茶500毫升
11點	木瓜（小）1個或淨血蔬果汁300毫升	柳橙1個或五汁飲300毫升

午餐	生食：胡蘿蔔絲拌薑絲1小盤或番茄1個 熟食：主食與3菜1湯（見全餐表）	生食：五顏六色的生菜沙拉1小盤或小黃瓜1條 熟食：主食與3菜1湯（見全餐表）
15點	淨血蔬果汁300毫升	五汁飲300毫升
16點	金針菜湯500毫升	半枝蓮白花蛇舌草茶500毫升
17點	木瓜（小）1個或淨血蔬果汁300毫升	柳橙1個或五汁飲300毫升
晚餐	生食：胡蘿蔔絲拌薑絲1小盤或番茄1個 熟食：主食與3菜1湯（見全餐表）	生食：五顏六色的生菜沙拉1小盤或小黃瓜1條 熟食：主食與3菜1湯（見全餐表）
20點	麥苗粉5公克加溫開水200毫升	小麥草汁30毫升加檸檬汁10毫升
20點半	金針菜湯500毫升	半枝蓮白花蛇舌草茶500毫升

※第一、二期的癌症患者，蔬果汁一天一回；第三期以後，一天兩到三回。請依個人病情斟酌次數，於空腹時段飲用。

月事不順

女性們最重要的小事

無論是初經少女或已升格母親的女性，都可能遇到月事不順的困擾，從經血量過多、過少、經痛，到經前經後症候群，甚至於停經等，若經血長期淤積在子宮內，長時間下來會造成身體病變，對健康有著難以計量的威脅。因此，我鼓勵女性朋友從飲食著手，調整體質，徹底改善種種的不適。

即便沒有發生月事不順等症候群，若日常攝取太多熱量，也會影響內分泌，致使月事混亂。平日的飲食內容以清淡為重點，採用「少油、少鹽、少糖」的烹調方法，同時補充富含鐵質的食物，例如：紫菜、髮菜、黑芝麻、枸杞、紅莧菜、金針菜、桂圓、黑豆、蓮子、皇帝豆等。此外，蜂王漿、牛蒡、山藥、當歸、榴槤等，是促進激素、改善月事不順的特效食材，建議靈活運用在日常飲食中。

當然，請不要在月事來臨時才應變，應該從經前七天至經後七天的這一段期間內開始調理身體，這期間要忌食寒涼食物，包括寒性與涼性的蔬果、冰涼的飲料和冰品，應以平性、溫性、熱性的食物為宜（常見蔬果屬性分類詳見19、20頁），無論使用何種蔬菜，一律加薑，即可稍微中和屬性。若是剛從冰箱取出的食物，則需回溫或重新加熱後才能食用。

●利用食養飲品，對抗月事不順

善用以下六種對症飲料，有助減緩月事不順：

◆紅糖薑湯、牛蒡薑湯（231、232頁）

從經前至經後的兩個星期之間，於每天上午和下午各飲用一回紅糖薑湯，但此道飲料不適合糖尿病和癌症患者。而牛蒡是自然療法中的養生聖品，牛蒡本身偏寒涼，加入薑片煮成牛蒡薑湯，中和屬性即可。

◆三合一蜂王漿、山藥豆奶（217、219頁）

蜂王漿是促進分泌女性荷爾蒙的特效食材，單獨食用並不容易入口，因此建議用花粉和蜂蜜調合成三合一蜂王漿，每天早餐前一小時飲用一回，就能有效緩解月事不順的困擾。特別提醒：兌蜂王漿的開水約在四十度左右，溫度不宜過高，以免破壞養分。

山藥含有合成女性荷爾蒙的先驅物質，是滋陰補陽的關鍵食材。將山藥與豆漿調製成山藥豆奶，可用來調節月事不順。若使用國產種的山藥需煮熟後食用，而進口的日本種則可生食。

◆黃耆紅棗枸杞湯、菊花糖蜜水（242、266頁）

除了月事不順之外，如果還伴隨著頭暈、頭痛、骨質疏鬆、貧血等症狀，建議飲用黃耆紅棗枸杞湯和菊花糖蜜水，補血又補氣。菊花品種眾多，最好到值得信賴的中藥行選購品質較穩定的乾燥杭菊。

需注意的是，假使有乳房小葉增生、卵巢囊腫、子宮肌瘤、子宮異位、腺體腫瘤等，請勿使用上述特效飲料！可退而求其次，改用同樣能促進激素卻相對溫和的黃豆和薏仁，例如：早餐食用**薏仁綠豆地瓜湯**（251頁），午餐和晚餐則把薏仁加入胚芽米飯（或五穀飯）；但腺體腫瘤患者來說，天天食用仍有潛在風險，隔日交替為佳。

另外，我要特別推薦**益母草茶**（258頁），雖然它非常苦，卻能有效改善月事不順。

若它的苦味真的令你難以下嚥，那麼，益母膏會是不錯的選擇，建議一天一回，在睡前以一匙益母膏調入適量溫開水即可。

善用六種食養蔬果汁，防止貧血、改善月事不順：

改善月事不順，需從「補血」著手。首先，要認識並掌握住「補血六因子」：β胡蘿蔔素、維生素B12、葉酸、鐵質、維生素D、維生素C。日常生活裡均衡攝取補血六因子的食物，可防止貧血、幫助氣色紅潤、有益身體健康。

◆胡蘿蔔原汁、三寶胡蘿蔔汁、胡蘿蔔蘋果汁（200、201、202頁）

含有鐵質及β胡蘿蔔素的胡蘿蔔，堪稱最佳補血食材，猶如「活的血液」，生食或熟食皆宜，既方便取得，又物美價廉，值得善加利用。蘋果除了調整胡蘿蔔汁的風味口感之外，還有健胃整腸的作用，但糖尿病和癌症患者需留意每日的糖分攝取，以免過量。胡蘿蔔不宜天天食用，以免色素沉澱，臉色變黃。

◆青木瓜原汁、青木瓜蘋果汁、高C果汁（200、201、202頁）

青木瓜含有木瓜酵素、植醇、生物鹼、多酚、木瓜蛋白、凝乳蛋白、β胡蘿蔔素以及各種維生素，具有刺激女性荷爾蒙的效用，是「順經」與緩減經痛的特效食物。若是糖尿病和癌症患者，則捨棄蘋果，純飲原汁。不過青木瓜和木瓜都會促進激素分泌，不適合患有腺體腫瘤的人食用。高C果汁選用維生素含量豐富的葡萄、柳橙、檸檬等，能促進鐵質吸收與利用，進而補血，若使用馬力強的調理機，建議將葡萄連皮帶籽食用。

更年期障礙

每個人都會面臨的初老症狀

無論是男性或女性，都得面臨更年期生理上的轉變與困擾。以女性為例，平均會在四十八歲左右步入更年期，隨著卵巢萎縮、荷爾蒙不足，致使身體陸續出現潮紅、骨質疏鬆、睡眠品質不佳、性情不穩定等混亂的狀態，說得直接一些，這些其實都是衰老的現象。雖然生老病死是生物必經的自然過程，但還是可以透過食養法克服障礙，延遲老化，減緩不適。

我們每個人都會老，但要怎麼老得健康有尊嚴，是現代人必修的學問。如果活得長壽卻不健康，那絕對是痛苦的折磨，連帶也把全家人的幸福一起賠進去了。因此，應該更積極地面對老化的過程。舒緩更年期障礙與改善月事不順，在食療調養上有著異曲同工之妙，都是借重蜂王漿、山藥、牛蒡、當歸、榴槤，以及薏仁和黃豆等食材，藉以促進激素的分泌，使初老生活更加悠遊自在。

●利用食養飲品，對抗更年期障礙

進入更年期後，因抵抗力逐漸下降，易反覆感冒、生病，且隨著歲數增長，新陳代謝變慢，陸續出現血壓、血脂、血糖指數的攀升，甚至罹患心血管等慢性疾病。想克服更年期障礙，可以多運用對症飲料和蔬果汁：

◆三合一蜂王漿、山藥豆奶（217、219頁）

在抗衰老的食材中，以蜂王漿居首位，它的酵素最強，能在短期內見效，改善更年期症狀。山藥和黃豆則含有天然荷爾蒙與植物醇，適量食用能減緩更年期的障礙；飲用的同時能攝取山藥的澱粉和纖維，特別適合體質虛弱、能量不足者，既能解渴又帶有飽足感。

◆牛蒡薑湯、糙米清湯、黃耆紅棗枸杞湯（232、247、242頁）

牛蒡薑湯和糙米清湯可當作解渴茶飲，牛蒡所含的菊糖，是促進荷爾蒙分泌的精氨酸，能減緩身體衰老的速度；糙米清湯滑潤可口，能提供身體細胞重要的保護。而帶著淡雅香甜的黃耆紅棗枸杞湯屬性偏溫，對寒性體質的人來說，再適合不過。

◆**胡蘿蔔蘋果汁、鳳梨蘋果汁（202、211頁）**

如出現貧血、頭暈、低血壓的症狀，建議飲用胡蘿蔔蘋果汁。餐前一小時內可以用分離式榨汁機萃取原汁，較不會影響食欲；若離正餐時間較長，可用食物調理機攪打，保留膳食纖維，較有飽足感。又如果是食欲不振、打嗝不斷、消化不良的更年期患者，飲用鳳梨蘋果汁能緩解腸胃的不適。

◆**淨血蔬果汁、高C果汁、回春精力湯（203、205、223頁）**

淨血蔬果汁能淨化血液的濃度，依更年期障礙的嚴重程度，一天飲用一至三回。而高C果汁則能借維生素C提高抵抗力，舒緩疼痛與貧血，則建議一天喝一至二回。回春精力湯強調延遲老化，普遍適用於每個人，可當作早餐飲料。

歐陽老師的叮嚀

根據我們臨床上的經驗，平日注重養生的人在更年期找上門時，並不容易造成困擾，因此，我鼓勵大家及早從生鮮蔬果汁入手，現在就打造好身體的基礎，快樂迎接生命的另一個里程。

貧血

身體缺乏特定營養，造血功能不佳

貧血發生在女性的比例遠高於男性，造成貧血的原因很多，包括：失血過多、紅血球製造不足、再生不良、低血壓，或是缺乏鐵質、維生素B12、葉酸等，需經過檢查診斷才能正確治療。無論是哪一種貧血，都代表身體欠佳，從飲食去補充身體不足的營養，是最簡單而沒有副作用的方法！老是覺得倦怠、頭昏眼花、四肢冰冷、耳鳴、心悸、身體虛弱嗎？請檢視自己飲食與生活上是否得當，以免誤踩地雷。

❶飲酒不過量：酗酒傷身是普遍公認的養生概念，若蔬果攝取量不足，體內長期缺乏葉酸，酒精一下肚，特別容易產生貧血現象；但睡前小酌紅酒則無傷大礙。

❷避免偏食與挑食：如對各種加工食品不忌口，會排擠到天然食物攝取，易造成缺鐵性貧血，要兼顧蔬菜、豆類、菇菌類、海藻類，才能維持正常血紅素。

❸飲茶和咖啡的濃度需適中：若飲品的溫度和濃度太高，會加速釋放單寧酸（鞣酸），

抑制身體對鐵質的吸收。

❹盡量不要使用蚊香、蟑螂藥、殺蟲劑、除蚤劑：這些化學藥品有傷害骨髓的疑慮，會導致人體的造血功能下降。

●補血飲食宜忌

很多人誤以為貧血需要補鐵，這個觀念不盡然正確，除鐵質外，葉酸和維生素A、B群（尤其是B12）、C、D都得均衡攝取，維生素D是輔助性的營養素，能有效吸收其他營養素。天然食物中，紫菜、甘草粉、黑糖、髮菜、黑芝麻、菠菜、金針菜、黑豆、糖蜜等的含鐵量很高，應善加利用，此外，建議使用鐵鍋料理，熬湯或煮粥皆可，藉以補充無機鐵，無機鐵易被人體吸收，能有效改善缺鐵性貧血。若嚴重貧血患者需要補充鐵劑，最好經醫師診斷開立處方才不會過量，並且注意：

❶飯後三十分鐘服用：鐵劑會刺激胃黏膜，空腹服用容易引發腸胃不適。

❷忌飲茶和咖啡：當中的鞣酸與鐵離子結合，會形成不溶性「鞣酸鐵」，降低補鐵效果

❸免搭配鮮乳：鮮乳會阻礙鐵質的吸收率。

❹暫停含「草酸」和「植酸」的食物：比如，豆腐、啤酒、可可、花生醬等食物會與鐵劑形成複合體，同樣會降低鐵質的吸收率。

而其他營養素，我鼓勵大家盡量從食物中攝取，包括：

營養素	常見食物舉例
葉酸	深綠色葉菜、根莖類、豆類、小麥草、香菇、橘子、番茄
維生素A	胡蘿蔔、南瓜、番茄、芒果、木瓜、菠菜、蘆筍
維生素B	有機味噌、啤酒酵母、米麩、優酪乳、天然發酵的泡菜（以素食為主）
維生素C	釋迦、香吉士、龍眼、奇異果、芭樂、木瓜、檸檬、青椒、苜蓿芽
維生素D	日曬後的香菇、白蘿蔔乾、金針菜，以及有機雞蛋、奶製品

※維生素D除了從食物攝取之外，讓身體沐浴在適當的陽光下也能自行合成。

●利用食養飲品，對抗貧血

現代人的生活步調忙碌，每天趕著上下班，實在很難兼顧健康飲食。所以，我盡量把生機飲食簡化，讓大家容易落實。為了打下既扎實又健康的身體根基，請大家一定要試試看。

◆蔬菜泥（254頁）

請將前述的補血食材各取適量，用二倍的水煮熟，放入冰箱備用。無論是趕著上班的匆忙早晨，或是下班後疲累返家時，用調理機或果汁機攪打成蔬菜泥，就能迅速解決早餐和晚餐，同時補足各類營養素。

◆補血雜糧粥、金針紫菜湯（252、239頁）

利用黑糯米、紅棗、桂圓、蓮子等做成的補血雜糧粥，具有補腎滋陰、養血明目的作用，非常適合貧血、地中海型貧血，或者會頭暈者，建議在早餐和晚餐食用。用紫菜、金針菜、胡蘿蔔、豆腐皮、菠菜等補血食材煮湯，當作正餐，能緩解貧血的症狀。但需注意，金針菜容易引發腹瀉，需要先用冷開水浸泡，再以沸水汆燙。

◆黃耆紅棗枸杞湯（242頁）

黃耆含氨基酸、膽鹼與葉酸；枸杞含β胡蘿蔔素、菸酸、核黃素；西洋蔘含人蔘皂苷；當歸含葉酸、膽鹼及多種氨基酸，有助於促進紅血球的再生。無論從食養觀點，或中西醫臨床與科學角度來看，黃耆、枸杞、紅棗都可以起到養血補血的功效。

◆菊花糖蜜水（266頁）

菊花糖蜜水是一款對女性朋友很有助益的食養飲料。不但能美白淡斑，還可以治頭暈、貧血。菊花主要是散熱祛風、利行氣血，糖蜜是甘蔗汁熬煮而成，則富含多種礦物質，富含高鈣與高鐵，及其他多種微量元素，對貧血幫助甚大。

◆小麥草檸檬汁、牧草原汁、明日葉原汁（195、214、215頁）

根據科學研究證實，葉綠素的分子結構與人體的血紅素相近，有助提升血中含氧量，促進造血。含有豐富葉綠素的小麥草，又被稱為「綠色的血液」，出現貧血症狀時，飲用小麥草汁，補充葉綠素，每三天停一天，持續一個月就能獲得改善。飲用小麥草汁後，隨即吃下新鮮的柳橙或葡萄，就能降低草腥味，避免噁心、嘔吐。

除了小麥草之外，用牧草、明日葉、左手香、蒲公英等新鮮植物萃取的「綠汁」，同樣具有補血功效。但若上班族不方便自行萃取原汁，建議選購乾燥麥苗粉來替代，一天三回，每回五到八公克，於空腹時兌入溫開水服用。

◆高麗菜原汁、馬鈴薯蘋果汁（206、209頁）

俗話說：「一種米養百種人。」同樣的飲食內容，為什麼有人臉色紅潤、有人蒼白？

關鍵就在於腸胃功能！我建議空腹時飲用高麗菜原汁或馬鈴薯蘋果汁，兩者隔日輪替，一天一至二回，修補胃壁、整腸健胃，持續一個月後，就算是臉色蒼白的貧血患者也可以神采奕奕。

歐陽老師的叮嚀

假使你經常打嗝、脹氣、消化不良，應該要調整三餐的飲食方式：飯前喝湯。若在飯中或飯後才喝湯，胃酸被湯汁稀釋，會影響消化速度。用餐時細嚼慢嚥。充分咀嚼，比較容易消化。飯後散步，幫助腸胃蠕動。空腹時才吃水果，以免在胃中停留的時間拉長，容易產生氣體造成胃脹，且最好選擇木瓜、鳳梨、蘋果等幫助消化的水果。

感冒發燒

經常受風寒、抵抗力差

每當季節交替、氣溫多變，稍微不留意，就有各種感冒症狀找上身，萬一又發生在幼兒身上，總會讓家長手忙腳亂。一年到頭經常感冒和發燒的人，多半是因為免疫力下降，以致病毒有機可趁。要改善經常感冒和發燒的體質，需以「預防」和「治療」兩個方向來安排食養內容。多年來，我一直在推廣「全餐」的概念，就是希望透過均衡的營養攝取，來調整健康的體質，提升身體自癒力。對於正值發育的孩童和青少年來說更是如此，從小打好基礎，就能健康快樂成長。

●利用食養飲品，預防感冒

容易罹患感冒的人，應該從日常飲食中補充酵素與維生素C，提升免疫力。千萬別等到病毒侵入後才要拉警報，各種努力都會事倍功半。我建議每天攝取充足的新鮮蔬果，一天三回，使維生素和礦物質不虞匱乏。食養蔬果汁更容易被身體吸收，請善加運用。

◆高C果汁、三寶胡蘿蔔汁（211、201頁）

天然食材中的抗氧化尖兵——維生素能C，對於人體有促進膠原蛋白生成的功效，能增加細胞黏著力，提高免疫機能，進而抵禦細菌和病毒入侵，預防感冒。三寶粉包括：大豆卵磷脂、啤酒酵母和小麥胚芽，是生機飲食經常推廣的保健品，相信多數朋友都不陌生。若以三寶粉當作保健補給，每天至少一回，每回各一匙（大約五公克），直接兌水服用；或用胡蘿蔔原汁調拌為三寶胡蘿蔔汁，與高C果汁隔日交替飲用，身體的免疫力自然可以提升。

◆胡蘿蔔腰果熱湯（228頁）

胡蘿蔔腰果熱湯的製作過程稍微費時，卻對身體有益，值得推薦。胡蘿蔔富含豐富的β胡蘿蔔素，能轉化為維生素A，提高上皮黏膜細胞的抵抗力。搭配腰果，經過加熱，能使脂溶性β胡蘿蔔素更加容易被人體吸收。若持續以這道飲料調養十五天，抗病能力提升，自然而然能預防感冒。建議與黃耆紅棗枸杞湯隔日輪替，一天兩回。

◆黃耆紅棗枸杞湯（242頁）

本書中，我們一直反覆介紹補血、補氣的黃耆紅棗枸杞湯，它屬於溫補飲料，具有調節免疫力的功能，有助遠離感冒病毒。建議與胡蘿蔔腰果熱湯輪替排餐，一天兩回。若是糖尿病患者，需注意紅棗用量，避免糖分過高。但只要一感冒，就不宜再飲用黃耆紅棗枸杞湯，因為這道對症飲料是行氣血的，可能會讓病毒快速進入臟腑，使得濾過性病毒變得更活躍。

●利用食養飲品，幫助感冒痊癒

當感冒病毒找上門時，我們需針對不同症狀加以舒緩，並且充分休息，即可早日痊癒。以下用食療來改善常見的感冒症狀：

◆酸棗仁小米粥、金針菜湯（249、238頁）

我們都知道生病需要多休息，但感冒時總是睡不安穩，此時就可以透過酸棗仁小米粥和金針菜湯安定神經，幫助睡眠。酸棗仁小米粥當作晚餐主食，一天一回；而金針菜湯用來解渴，一天飲用一千兩百毫升，最多飲六天就停一天。

◆木瓜香蕉酸奶（196頁）

感冒經常會合併腸胃的症狀，或因為服藥而影響腸胃蠕動，此時可以食用幫助排便的蔬果，例如：木瓜、火龍果、奇異果，每天食用兩回水果，搭配木瓜香蕉酸奶，補充膳食纖維，改善排便狀況。

◆白蘿蔔泡菜、高C果汁（268、211頁）

感冒期間容易食欲不振，建議吃點白蘿蔔泡菜，其中所含的豐富酵素有助於開胃。若體溫超過三十九度時，用高C果汁來補充維生素C，能幫住溫和退燒，且無副作用。但發燒時飲用的高C果汁，僅需稍微去除柳橙和檸檬的表皮，保留下白色內皮，檸檬內皮含有「檸檬苦素」，可以撲滅病毒、幫助細胞活化，是退燒的關鍵。

歐陽老師的叮嚀

除了從飲食上強化體質之外，我們還可以適度服用保健品，全面預防感冒。首先推薦蜂膠，蜂膠有特殊的濃郁氣味，但確實具有抗菌、殺菌之效，有助於調節身體的免疫功能，建議一天兩回，吃一天停一天。其次推薦藍藻，建議可與蜂膠隔天輪替，一天兩回，搭配溫開水服用。平日也可服用天然綜合維生素，吃六天停一天，或者在週二、四、六、日才吃。

嘔吐與消化不良（小兒照護）

調整體質，食養從小做起

嘔吐、吐奶是小兒常見的現象，特別是新生兒，因為喉部和胃部還沒有發育完全，假使餵食餵得太急，就會發生嘔吐，所以照顧者應該在餵奶後輕拍背部，協助排氣。若嘔吐頻率太高，就需思考其他的可能性，例如：感冒、過敏、咳嗽、消化不良、胃病等，此時則要從食養的角度，調養體質。

●利用食養飲品，照護小兒

當嬰兒成長到六個月以上，即可餵食副食品，首先需從單一食材開始，隨著成長，逐漸多元化。

改善嘔吐的六款對症飲品：

◆蘋果汁、鳳梨蘋果汁（204、205頁）

若要改善單純性消化不良引起的嘔吐，建議在一歲之前，使用整腸健胃的純蘋果汁。借用蘋果的纖維素刺激腸蠕動，幫助消化。滿一歲後，則可進一步餵食鳳梨蘋果汁，提升消化力。但因鳳梨的酵素含量極高，應酌量使用，以免過於刺激。建議以蘋果原汁一百毫升與鳳梨原汁五十毫升的比例調勻即可。

◆高C果汁（211頁）

若小兒因受到風寒或感冒而常常哭鬧時，也會引起嘔吐，此時可餵食高C果汁。孩童的飲用量需酌量減半，一天兩回，每回總量一百五十毫升，現榨現喝。對小小孩來說，透過天然維生素C的補充提升自癒力，遠比用藥來得好。

◆止咳蓮藕羹（234頁）

咳嗽不停也會而引起小兒吐奶，這種狀況下推薦餵食止咳蓮藕羹。可一次煮一鍋，放涼後置入冰箱保鮮，每回食用時再重新加熱。孩童的飲用量需酌量減半，一天三回，每回一小碗即可。約三天後，咳嗽症狀就能解除。

◆糙米奶、綜合蔬菜泥（嬰兒版）（247、256頁）

過敏也可能引發嘔吐，因此若小兒有任何身體上的不適，都應該暫時遠離過敏食物

（詳見52頁）。糙米奶對滿一歲的小兒來說是極佳的選擇，能夠提供成長階段的滿分能量。綜合蔬菜泥（嬰兒版）選用多種蔬菜，營養更到位，而且利用調理機或果汁機打勻後，更容易消化。建議在母乳之外，搭配糙米奶和綜合蔬菜泥各七十五至一百毫升。

改善消化不良的七款對症飲品：

雖然小兒不懂得表達，但可以從不明哭鬧、食欲不振等反應，判斷是否腸胃不舒服。

◆胡蘿蔔蘋果汁、高麗菜蘋果汁（202、207頁）

推薦用胡蘿蔔蘋果汁和高麗菜蘋果汁來緩解。在週一、三、五兩餐之間飲用胡蘿蔔蘋果汁，週二、四、六、日改飲高麗菜蘋果汁，一天兩回，每回一百五十毫升，大約三天後，就有明顯改善。

◆木瓜泥、蘋果泥（197頁）

消化不良時，通便也是關鍵。若小兒經常有排便不順或便祕的狀況，建議多補充木瓜、蘋果、香蕉等通便水果，磨成泥狀後餵食，有益於小兒的成長發育。將水果去皮去籽，加入少量開水，用果汁機攪打成兩種水果泥，分別在週一、三、五以及週二、四、

六、日輪替，於兩餐之間餵食。

◆五穀奶、五穀腰果地瓜奶（220、221頁）

隨著小兒的成長，食材需要更豐富多元，才足以提供發育所需的營養。因此，滿兩歲後，推薦將糙米進階為五穀米，烹煮至熟爛後加入開水，用果汁機攪打成五穀奶。五穀奶也可以加入三粒腰果和一小塊地瓜一起攪打，升級為五穀腰果地瓜奶，營養價值又比糙米奶更好。

◆全餐蔬菜泥

當小兒已經個別嘗試過各種蔬菜後，接下來，就可以用「全餐」的概念來準備蔬菜泥。將「食養全餐表」（詳見26頁）中的八種蔬菜各選一種，煮至於熟透後，加入等量的開水，用調理機打勻成蔬菜泥，與五穀奶或五穀腰果地瓜奶搭配食用。全餐蔬菜泥不但能幫助小兒健胃整腸，而且能促進發育，兩全其美。

●兩歲以上小兒的「淨食清腸」排餐範例

假使兩歲以上的孩子嚴重嘔吐、食欲不振、反覆哭鬧，此時不應該勉強進食，建議順勢進行大約七天的淨食清腸。以下為「淨食清腸排餐」的範例：

時間	食養飲品	時間	食養飲品
晨起	紫蘇梅湯150毫升	15點	高麗菜蘋果汁（高麗菜原汁100毫升與蘋果原汁50毫升）
8點半	酵素液稀釋150毫升	17點	胡蘿蔔蘋果汁150毫升（胡蘿蔔原汁100毫升與蘋果原汁50毫升）
10點半	胡蘿蔔蘋果汁150毫升（胡蘿蔔原汁100毫升與蘋果原汁50毫升）	19點	酵素液稀釋150毫升
12點半	紫蘇梅湯150毫升	20點半	高麗菜蘋果汁（高麗菜原汁100毫升與蘋果原汁50毫升）

※以上時間請自行彈性調整，從小兒起床後開始，間隔二至三小時餵食一回。

天然的紫蘇梅產品能開胃、生津、促進食欲，改善因消化不良而引起的嘔吐。將梅子汁（或梅子漿）十毫升兌入溫開水一百五十毫升，稀釋成紫蘇梅湯。沒有紫蘇梅時就用酸梅代替，但必須是天然曬乾或烘乾製成的酸梅，不要使用人工添加物的酸梅。同時搭配酵素液，酵素液的濃度較強，需酌量用量，每回以五到十毫升兌入溫開水一百五十毫升稀釋。

淨食清腸期間，根據小兒的食欲狀況，少量餵食五穀奶或蔬菜泥，觀察恢復的狀況。若小兒仍然沒有胃口，就繼續維持淨食清腸的排餐；若已經吃得下，便可循序漸進，慢慢調回日常飲食。

歐陽老師的叮嚀

當小兒出現各種不舒服的症狀時，容易睡不安穩，照顧的人也跟著受累。建議在孩子睡前替他浸泡溫水浴，幫助入眠。飲食方面推薦小米清湯（詳見248頁）。小米（糯小米）是鎮定神經、幫助入眠的「天然安眠藥」。六個月至一歲的小兒純飲清湯即可；一歲以上則可連米粒一起食用，能有效改善睡眠品質，有助於身體康復。

索引

對症飲料與食養蔬果汁

	食譜名稱	適用病症
234	止咳蓮藕羹	熱咳、冷咳、肺炎、嘔吐、消化不良
233	牛蒡原汁	便祕、腸躁症
233	牛蒡清湯	牙齒疾病、更年期障礙、糖尿病
232	牛蒡薑湯	前列腺腫大、早衰、性功能低下、糖尿病、白髮、掉髮、月事不順、更年期障礙
264	半枝蓮白花蛇舌草茶	牙齒疾病、非腺體腫瘤
210	左手香果汁	牙齒疾病、扁桃腺炎、咽喉炎、尿酸、痛風、腰痠背痛
268	白蘿蔔泡菜	感冒、發燒、嘔吐、消化不良
267	白蘿蔔蜜水	熱咳、肺炎
223	回春精力湯	早衰、性功能低下、更年期障礙
243	艾葉紅棗湯	肩周炎、腰痠背痛
210	西瓜水梨汁	牙齒疾病、腎病
241	利尿冬瓜湯	尿酸、痛風、結石、肥胖
271	卵油	鼻炎、胃炎、心臟疾病、感冒、失眠、貧血、更年期障礙
265	車前草茶	扁桃腺炎、咽喉炎
215	明日葉原汁	貧血
215	明日葉鳳梨汁	腰痠背痛

	食譜名稱	適用病症
227	烏髮精力湯	白髮、掉髮
258	益母草茶	月事不順
262	熱茶湯	過敏疾病、自體免疫性疾病、牙齒疾病
208	馬鈴薯原汁	胃炎
209	馬鈴薯蘋果汁	貧血
211	高 C 果汁	牙齒疾病、皮膚病、高血壓、尿酸、痛風、失眠、早衰、性功能低下、月事不順、更年期障礙、感冒、發燒、嘔吐、消化不良
206	高麗菜原汁	胃炎、貧血
207	高麗菜蘋果汁	嘔吐、消化不良
237	淡竹葉葫瓜湯	牙齒疾病、尿酸、痛風、腎病、高血壓、腰痠背痛
203	淨血蔬果汁	牙齒疾病、高血壓、糖尿病、高血脂、心臟病、癌症、肝炎、早衰、更年期障礙
259	魚腥草紅棗湯	過敏疾病、自體免疫性疾病、高血壓、高血脂、心臟病、結石、肥胖
260	魚腥草茶	扁桃腺炎、咽喉炎、糖尿病、尿酸、痛風

	食譜名稱	適用病症
247	糙米奶	嘔吐
246	糙米紅棗湯	白髮、掉髮
247	糙米清湯	早衰、性功能低下、更年期障礙
251	薏仁綠豆地瓜湯	肝炎、月事不順
216	檸檬水	尿酸、痛風、結石
244	雙耳蓮子枸杞湯	腰痠背痛
224	藥草精力湯	前列腺腫大
250	糯小米地瓜粥	腹瀉、腸躁症
197	蘋果泥	腹瀉、腸躁症
204	蘋果原汁	過敏疾病、自體免疫性疾病
218	護肝優酪乳	肝炎

防炎食譜
〈88道〉

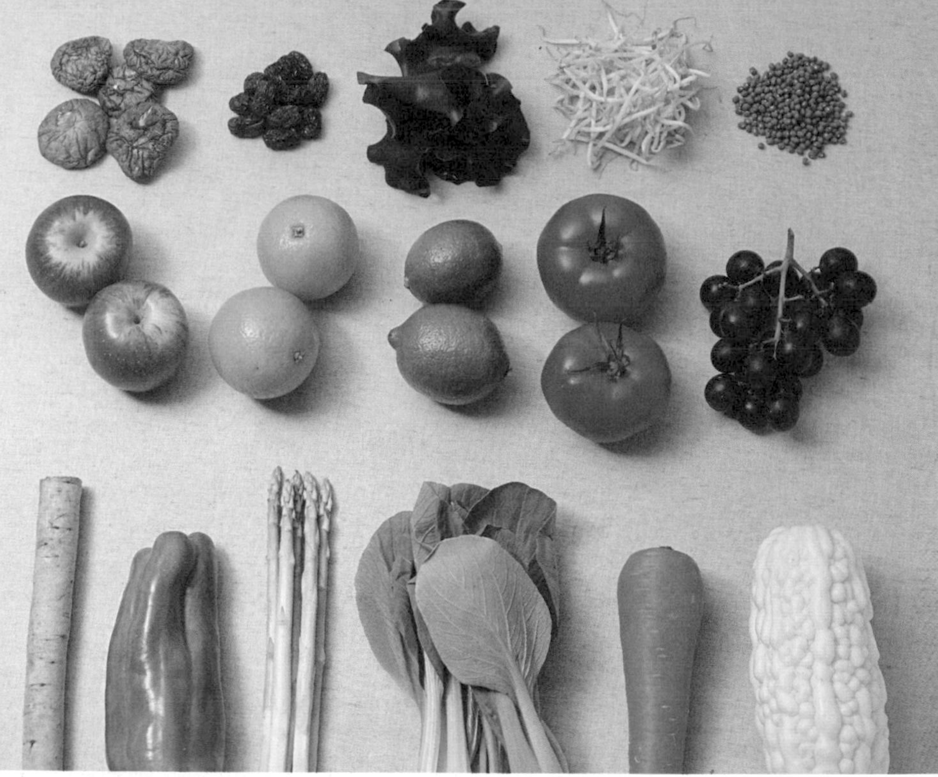

小麥草柳橙汁

材料

小麥草 80g、
柳橙 1 個

作法

1 小麥草洗淨，再用冷開水沖過，徹底瀝乾水分後，放入專用的麥草榨汁機萃取原汁約 30 ～ 50c.c.。
2 榨取柳橙汁，與小麥草原汁混合，趁鮮飲用。

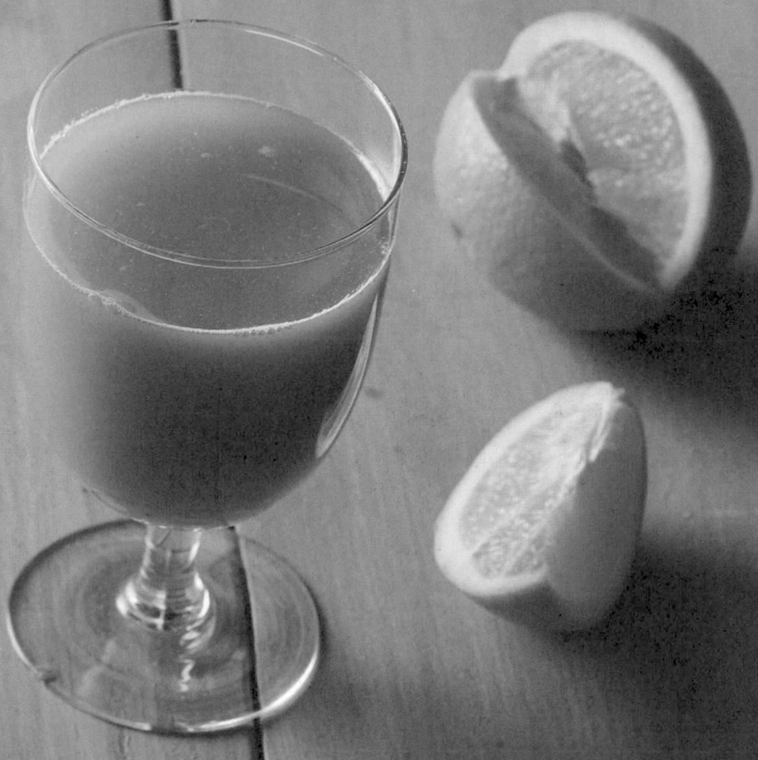

小麥草檸檬汁

材料

小麥草 80g、檸檬半個

作法

1 小麥草洗淨，再用冷開水沖過，徹底瀝乾水分後，放入專用的麥草榨汁機萃取原汁約 30 ～ 50c.c.。
2 榨取檸檬原汁約 5 ～ 10c.c.，與小麥草原汁混合，趁鮮飲用。

TIPS

若擔心會反胃，飲用後立刻吃柳橙或其他水果即可緩解。

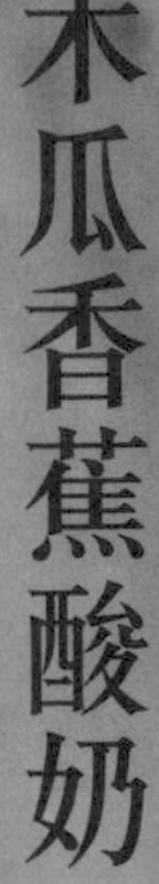

木瓜香蕉酸奶

材料

熟透的木瓜（小）1個、香蕉1條、蘆薈（透明果肉）30g、原味優酪乳（酸奶）300c.c.

作法

1 清洗材料，木瓜去皮去籽，切小塊；香蕉剝皮切小塊；蘆薈剝除外膜，將綠色汁液沖掉，刮下透明果肉。
2 將全部材料放入食物調理機，攪打均勻，趁鮮食用。

TIPS

- 建議到青草店購買可食用的蘆薈品種。蘆薈屬藥用植物，用量不宜過多，其綠色汁液可能引起過敏，需沖洗乾淨。
- 調味優酪乳含有各種食品添加物，請盡量少用。

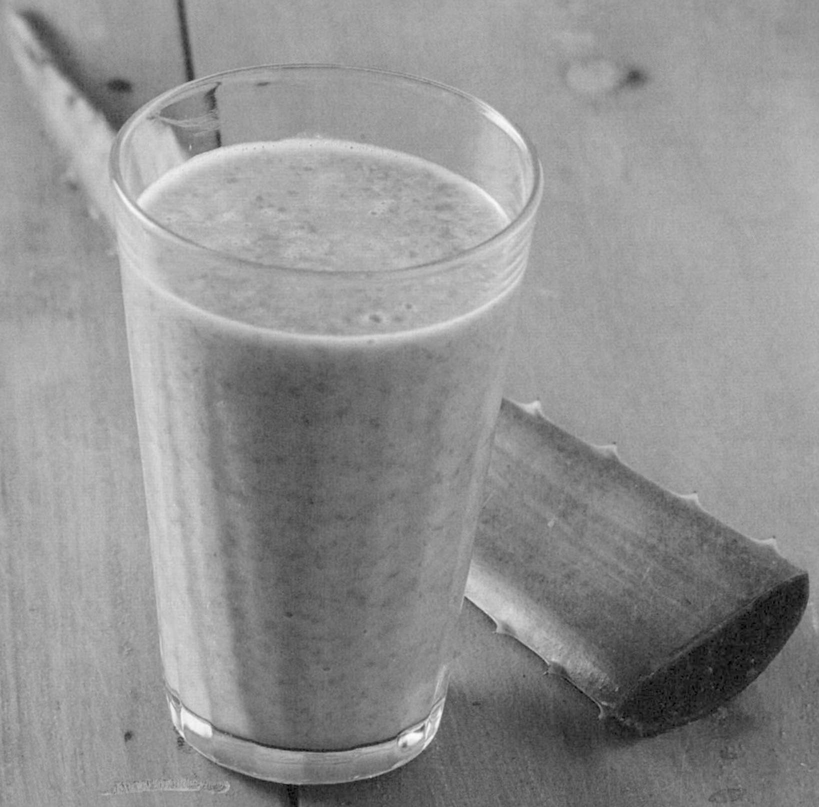

蘋果泥

材料

蘋果 1 個、開水少許

作法

蘋果洗淨，去皮去核，切小塊，放入果汁機，加少許開水，攪打成泥狀。

木瓜泥

材料

木瓜 150g、溫開水 150c.c.

作法

將木瓜洗淨，削皮去籽，與溫開水一起放入果汁機，攪打成泥狀。

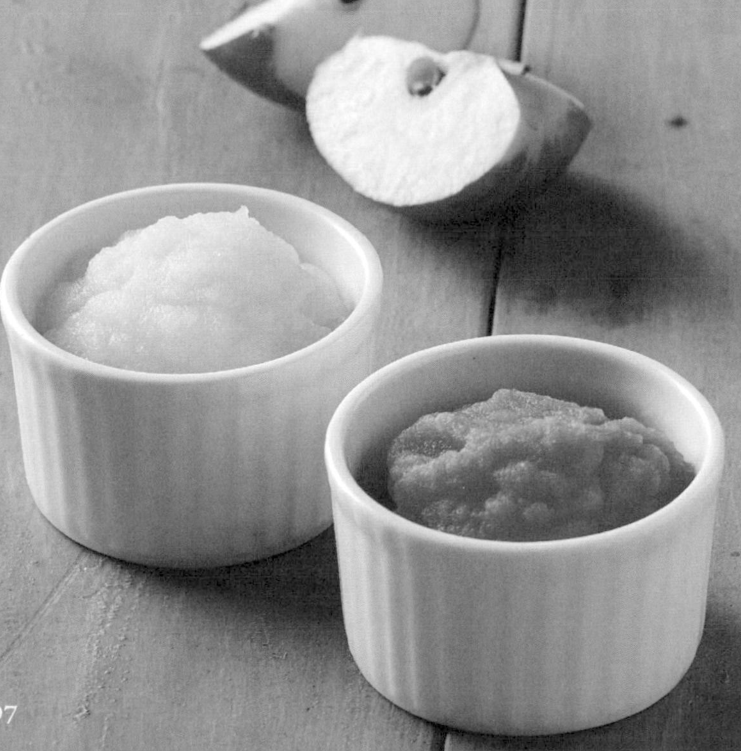

青木瓜原汁

材料

青木瓜 1 個

作法

將青木瓜去皮去籽切塊，用分離式榨汁機萃取原汁，趁鮮飲用。

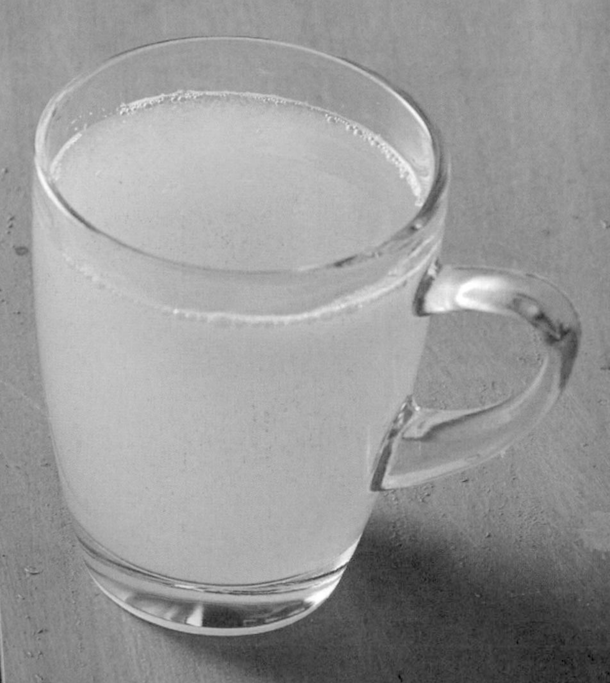

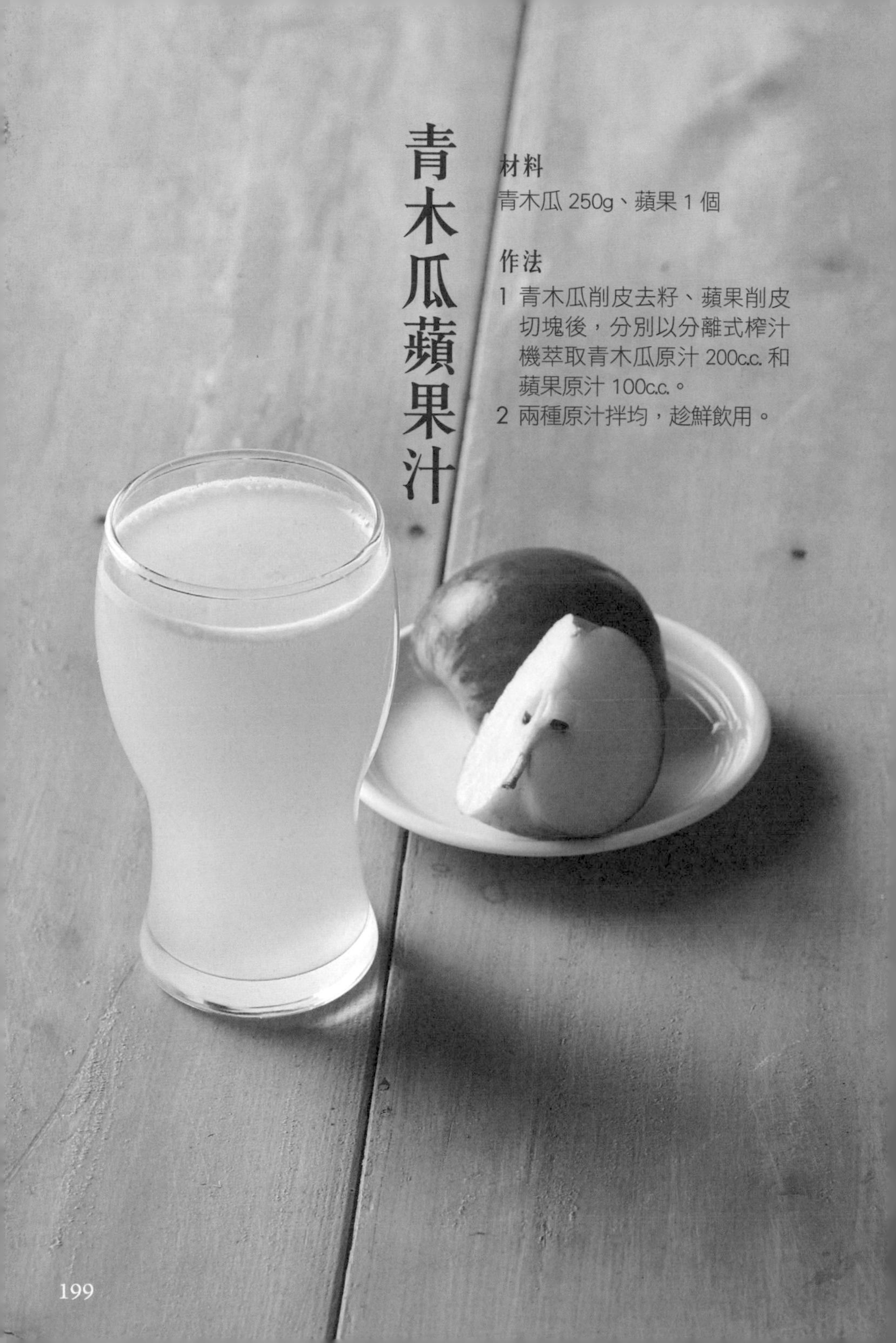

青木瓜蘋果汁

材料

青木瓜 250g、蘋果 1 個

作法

1 青木瓜削皮去籽、蘋果削皮切塊後，分別以分離式榨汁機萃取青木瓜原汁 200c.c. 和蘋果原汁 100c.c.。
2 兩種原汁拌均，趁鮮飲用。

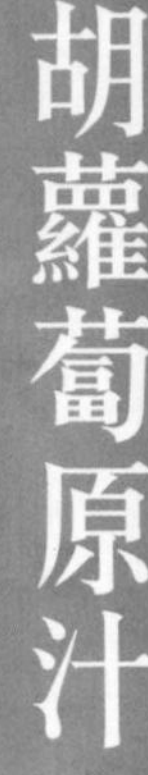

胡蘿蔔原汁

材料

胡蘿蔔 1 ～ 2 條

作法

將胡蘿蔔洗淨，連皮切塊，用分離式榨汁機萃取 250 ～ 300c.c. 原汁，趁鮮飲用。

TIPS

食養講究含有根、莖、葉、籽的全食物，但蔬果有農藥殘留的疑慮，若非有機農產品，建議去皮後使用。

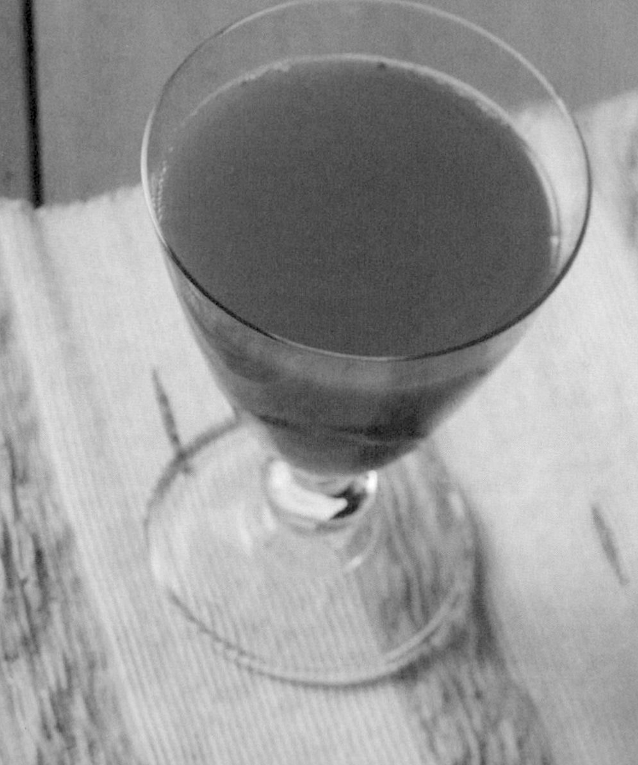

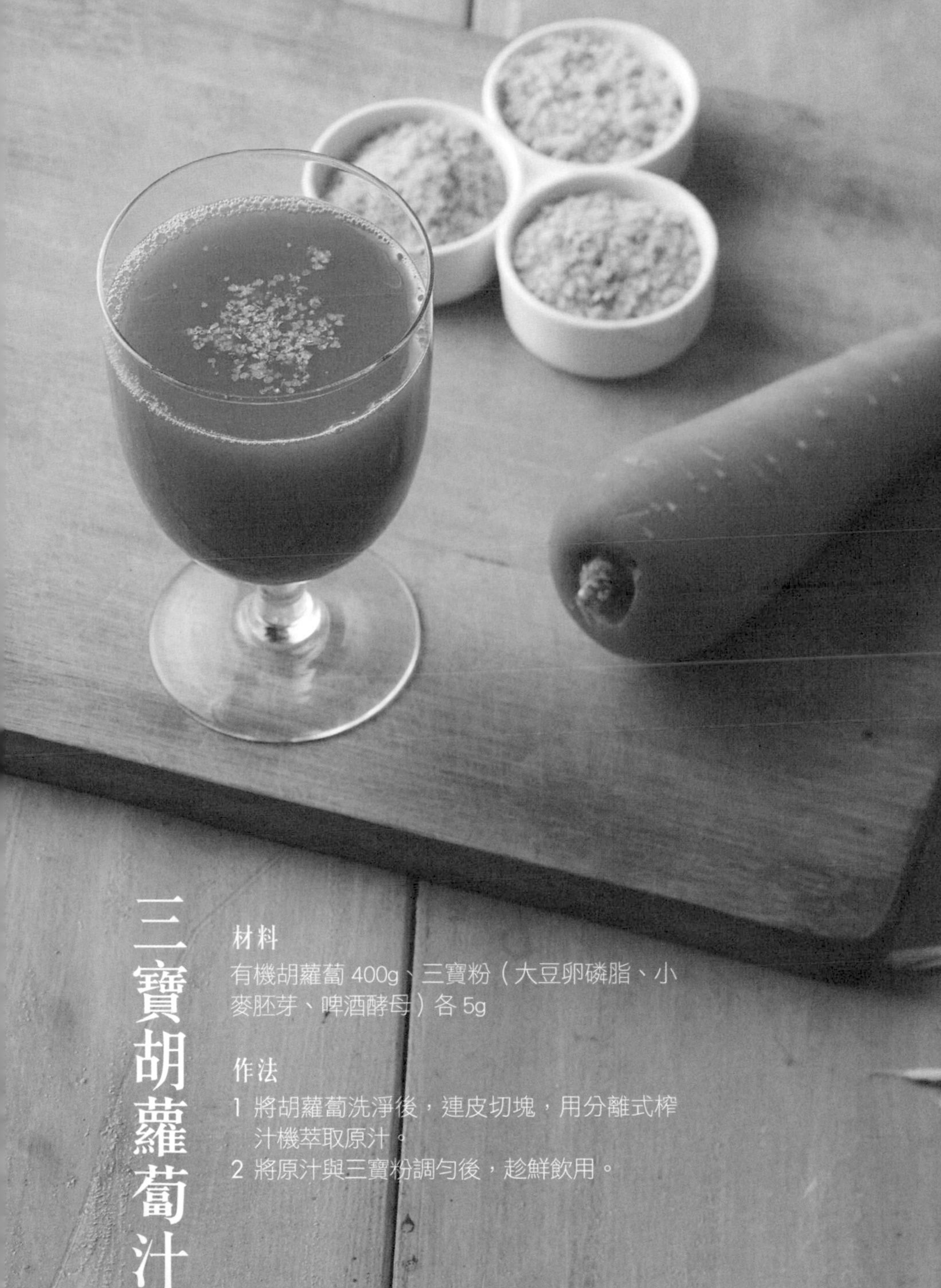

三寶胡蘿蔔汁

材料

有機胡蘿蔔 400g、三寶粉（大豆卵磷脂、小麥胚芽、啤酒酵母）各 5g

作法

1 將胡蘿蔔洗淨後，連皮切塊，用分離式榨汁機萃取原汁。
2 將原汁與三寶粉調勻後，趁鮮飲用。

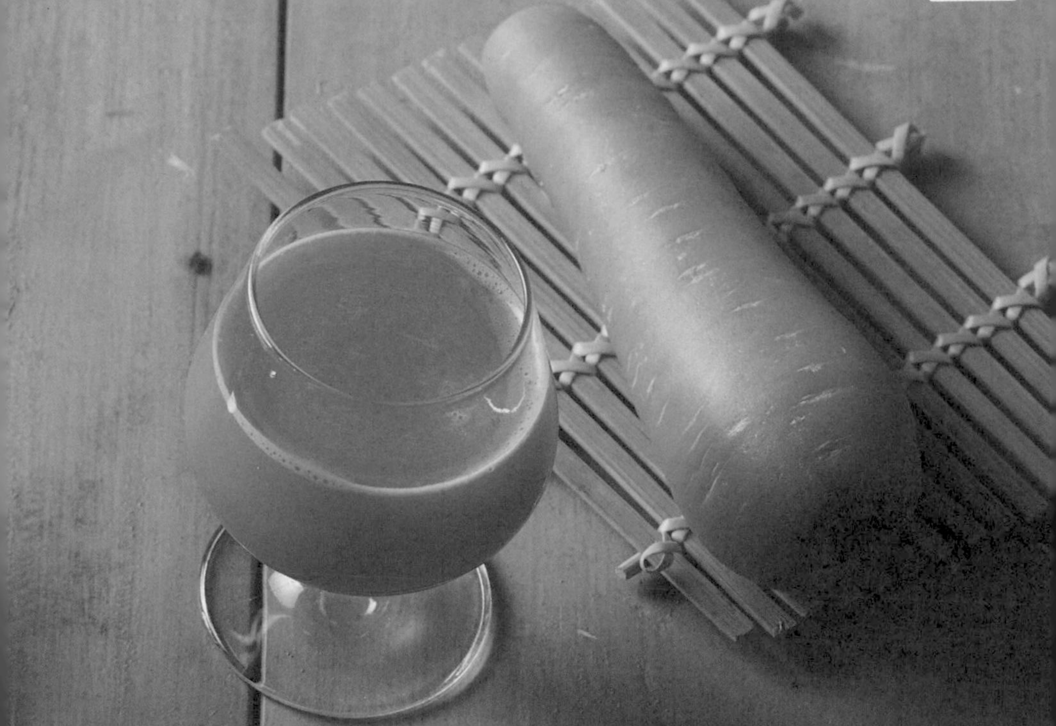

胡蘿蔔蘋果汁

材料

胡蘿蔔 2 條、蘋果（大）1 個

作法

1 用分離式榨汁機萃取胡蘿蔔和蘋果原汁各 150c.c.。

2 將兩種原汁攪拌均勻，趁鮮飲用。

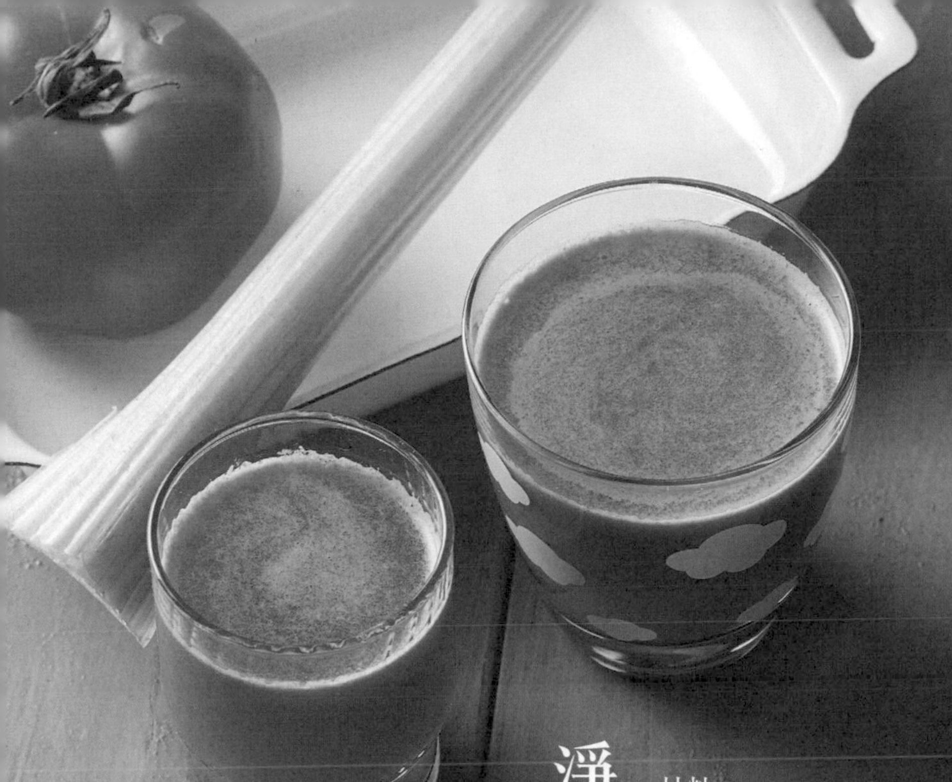

淨血蔬果汁

材料

胡蘿蔔 1 條、番茄（大）1 個、西洋芹 2 片、檸檬（去皮）1/2 個

作法

洗淨食材後，切塊，用分離式榨汁機萃取原汁，趁鮮飲用。

TIPS

若是有機食材可以連皮使用；但檸檬需去皮喝起來才不會苦澀。

番茄原汁

材料

番茄（約 250g）1 個

作法

番茄洗淨後，用分離式榨汁機萃取 300c.c.原汁，趁鮮飲用。

TIPS

最好選購有機番茄。

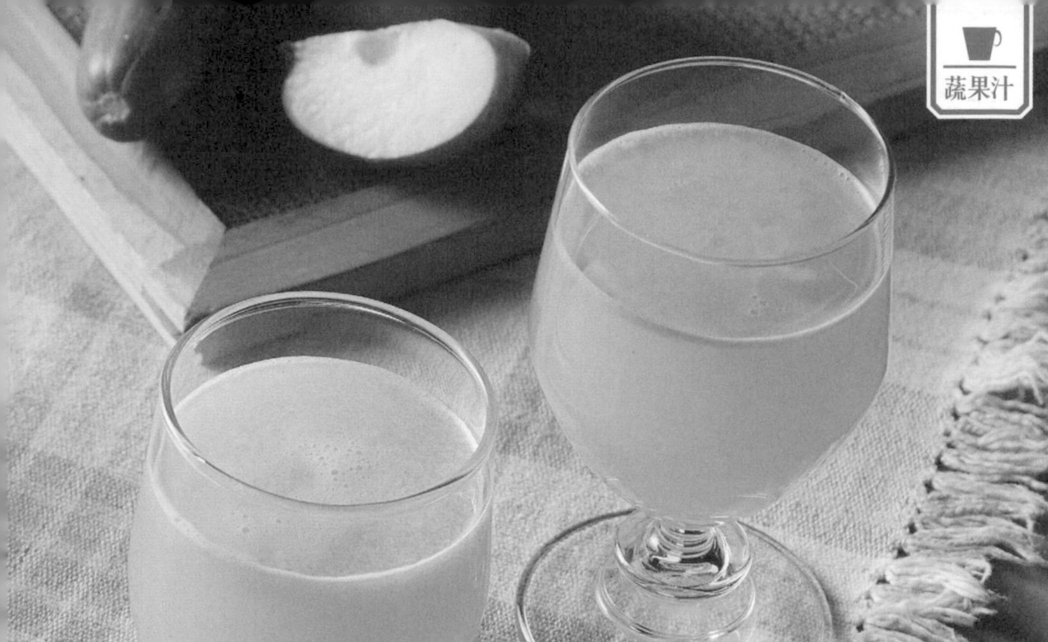

黃瓜蘋果汁

材料

大黃瓜半條（或小黃瓜 2 條）、蘋果 1 個

作法

將材料洗淨後，放入果汁機攪拌均勻，趁鮮飲用。汁，趁鮮飲用。

TIPS

建議每回飲用量 100 ～ 300c.c.，若有水腫問題應彈性調整。

蘋果原汁

材料

蘋果 1 ～ 2 個

作法

將蘋果洗淨，連皮切塊，用分離式榨汁機萃取 250 ～ 300c.c. 原汁，趁鮮飲用。

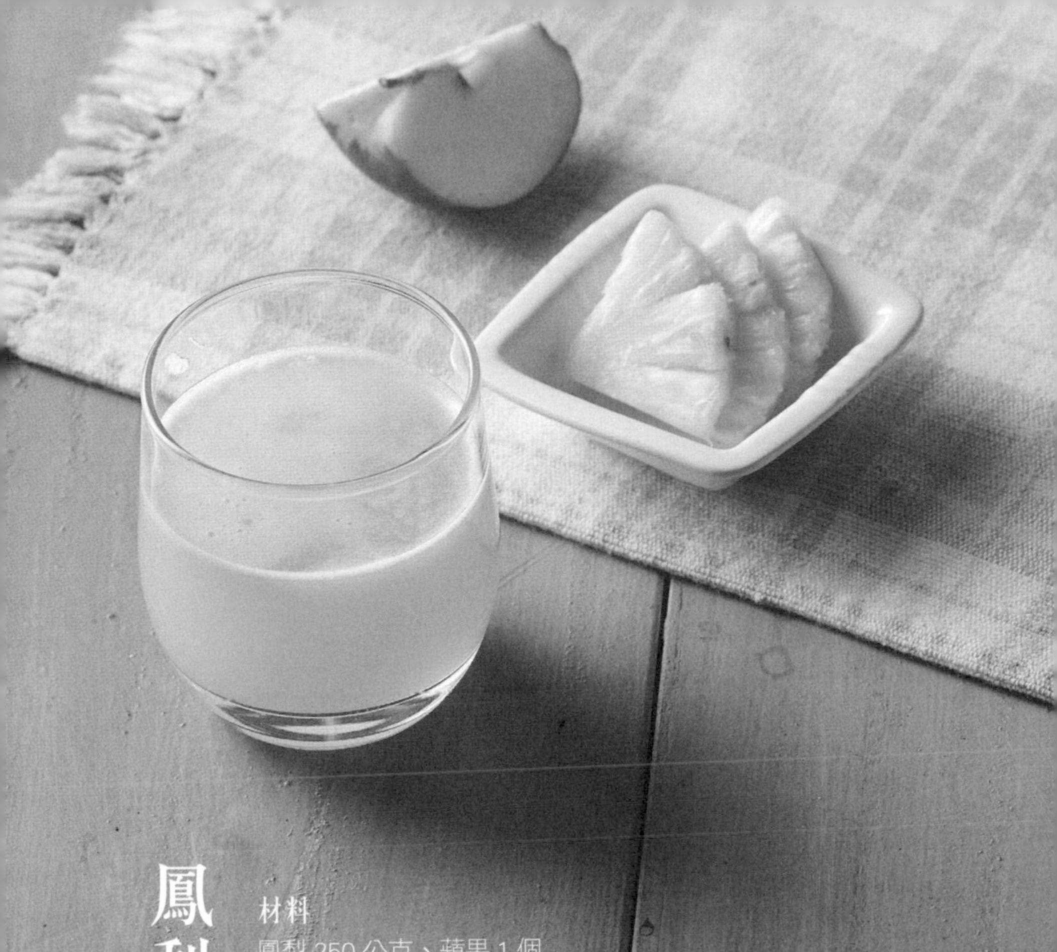

鳳梨蘋果汁

材料

鳳梨 250 公克、蘋果 1 個

作法

將鳳梨和蘋果洗淨，去皮切塊，用分離式榨汁機各萃取 150c.c. 原汁，稍微攪拌後，趁鮮飲用。

高麗菜原汁

材料

高麗菜約 500g

作法

洗淨菜葉，用分離式榨汁機萃取原汁 300c.c.，趁鮮飲用。

TIPS

最好選購「有機」高麗菜，避免農藥殘留。高麗菜本身帶甜味，不必額外調味。

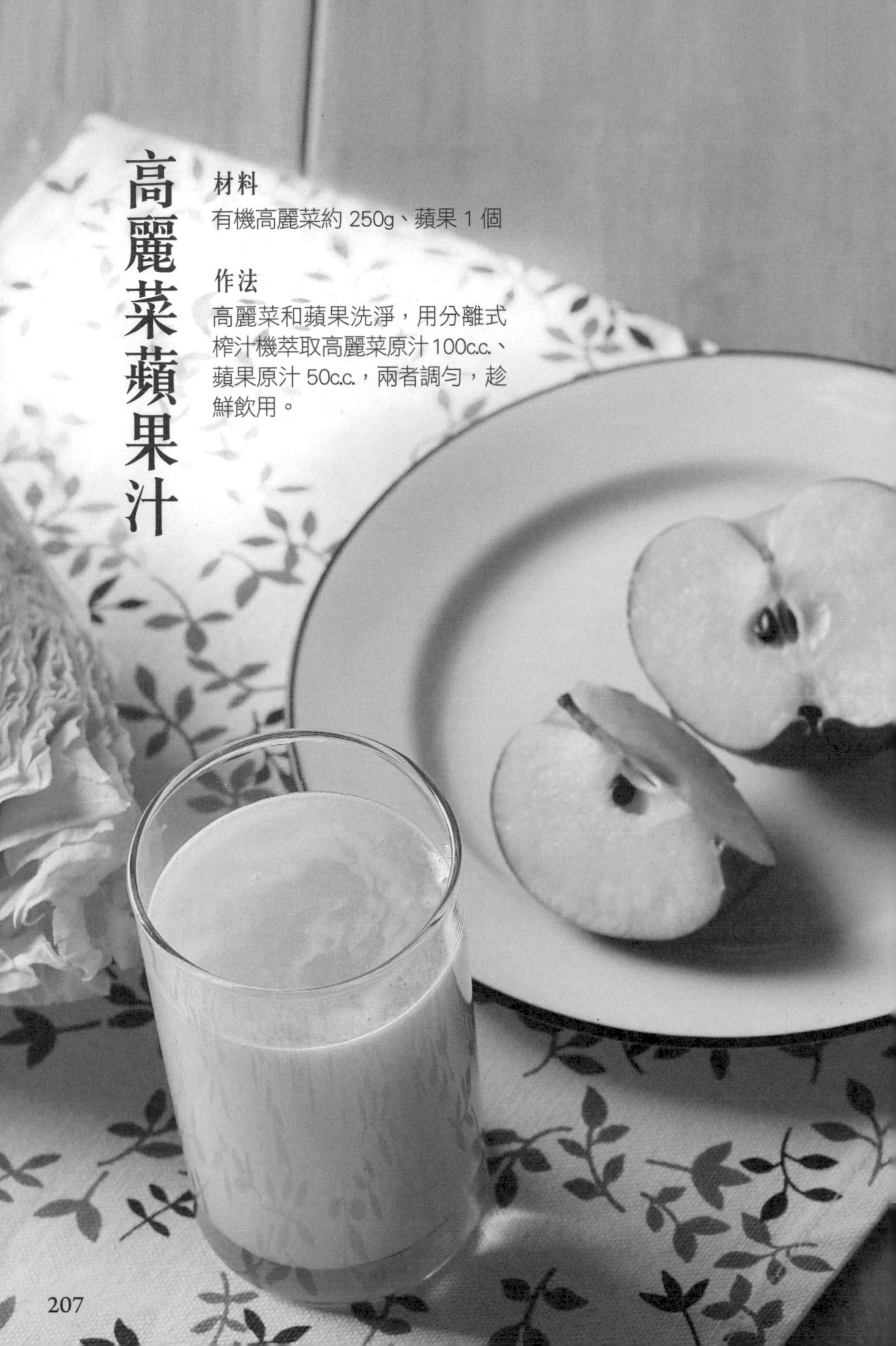

高麗菜蘋果汁

材料

有機高麗菜約 250g、蘋果 1 個

作法

高麗菜和蘋果洗淨，用分離式榨汁機萃取高麗菜原汁 100c.c.、蘋果原汁 50c.c.，兩者調勻，趁鮮飲用。

馬鈴薯原汁

材料

馬鈴薯 2 ～ 3 個（約 400g）

作法

1 馬鈴薯洗淨，用小刀剔除表面的黑點芽眼，留皮切塊。
2 用分離式榨汁機萃取原汁，靜置 3 ～ 5 分鐘，待澱粉沉澱，僅取上層清澈汁液，趁鮮飲用。

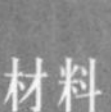

TIPS

底部剩餘的澱粉放入冰箱保存，可當作太白粉使用。

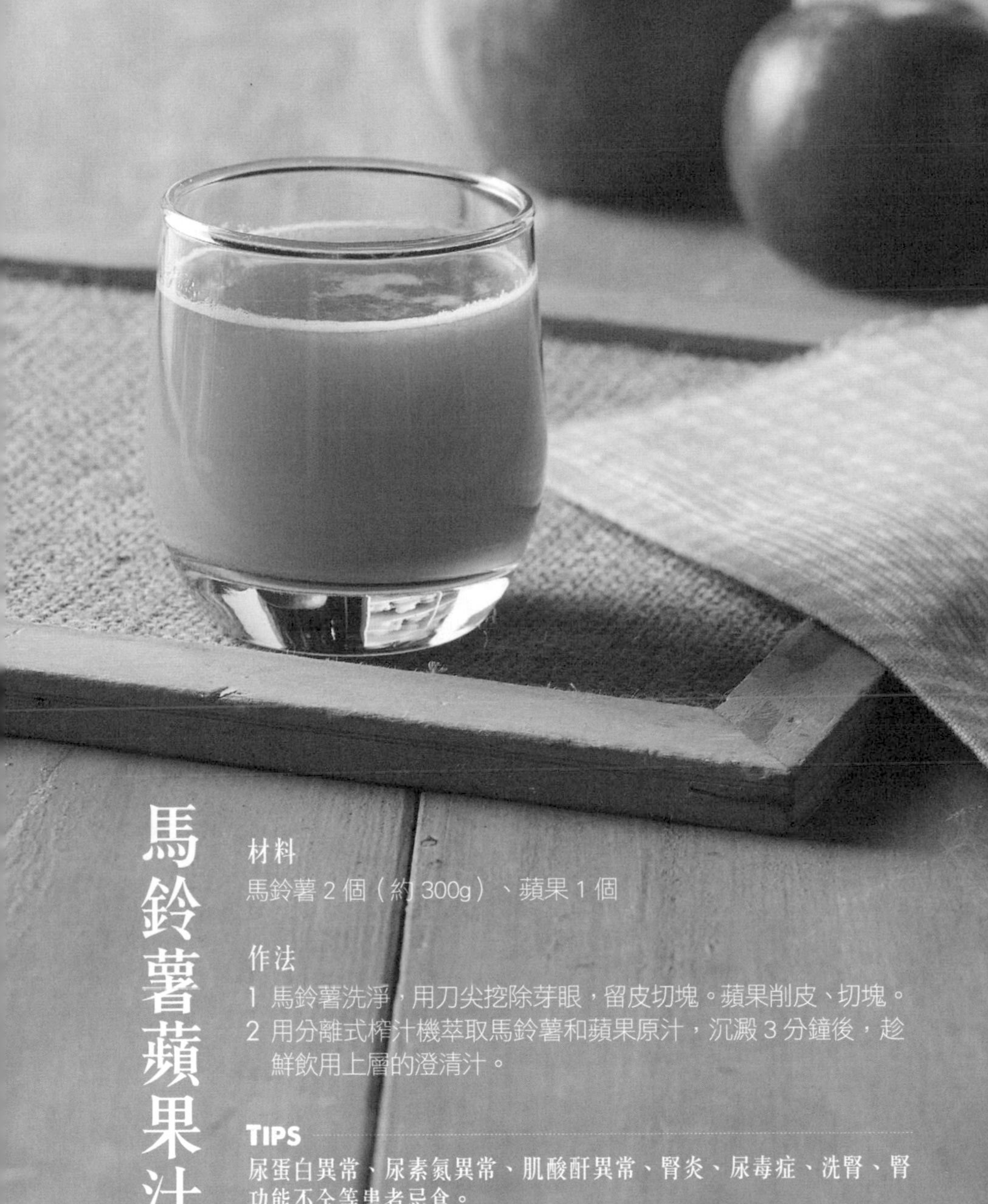

馬鈴薯蘋果汁

材料

馬鈴薯 2 個（約 300g）、蘋果 1 個

作法

1 馬鈴薯洗淨，用刀尖挖除芽眼，留皮切塊。蘋果削皮、切塊。
2 用分離式榨汁機萃取馬鈴薯和蘋果原汁，沉澱 3 分鐘後，趁鮮飲用上層的澄清汁。

TIPS

尿蛋白異常、尿素氮異常、肌酸酐異常、腎炎、尿毒症、洗腎、腎功能不全等患者忌食。

左手香果汁

材料

左手香 20 ～ 30g、柳橙原汁 200 ～ 300c.c.

作法

1 洗淨左手香，再用冷開水稍微沖洗。
2 將左手香與柳橙原汁放入果汁機攪拌均勻，即可飲用。

西瓜水梨汁

材料

西瓜和水梨各適量

作法

用分離式榨汁機萃取出原汁各 150c.c. 後，將兩者混合，趁鮮飲用。

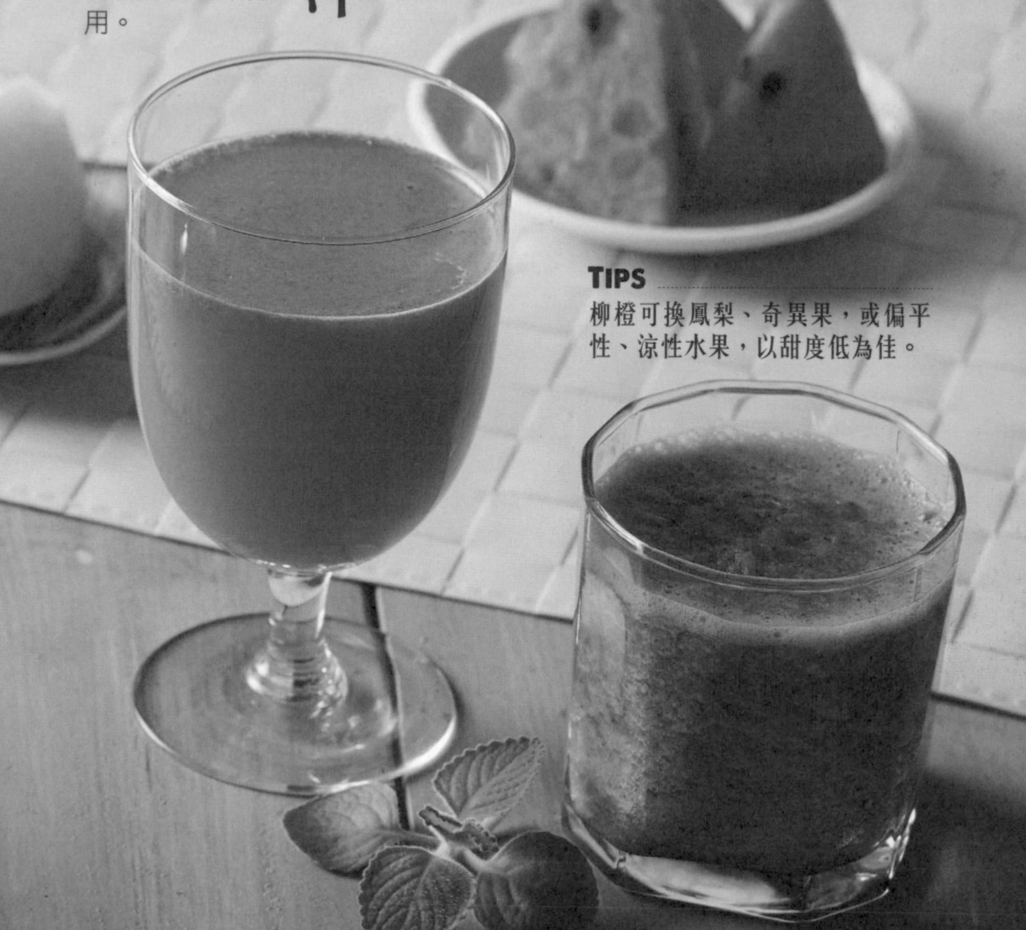

TIPS

柳橙可換鳳梨、奇異果，或偏平性、涼性水果，以甜度低為佳。

高C果汁

材料

柳橙 2 個、檸檬 1/2 個、葡萄 25 粒

作法

1 將柳橙和檸檬先洗淨再去皮，用分離式榨汁機萃取柳橙檸檬原汁。
2 用食品級清潔液（或牙膏）清洗葡萄，從蒂頭逐粒剪下葡萄。
3 整粒葡萄放入果汁機與柳橙檸檬原汁拌勻，再用濾網濾掉殘渣，趁鮮飲用。

TIPS

若是糖尿病與癌症患者，可將葡萄減至 15 粒，避免太甜。

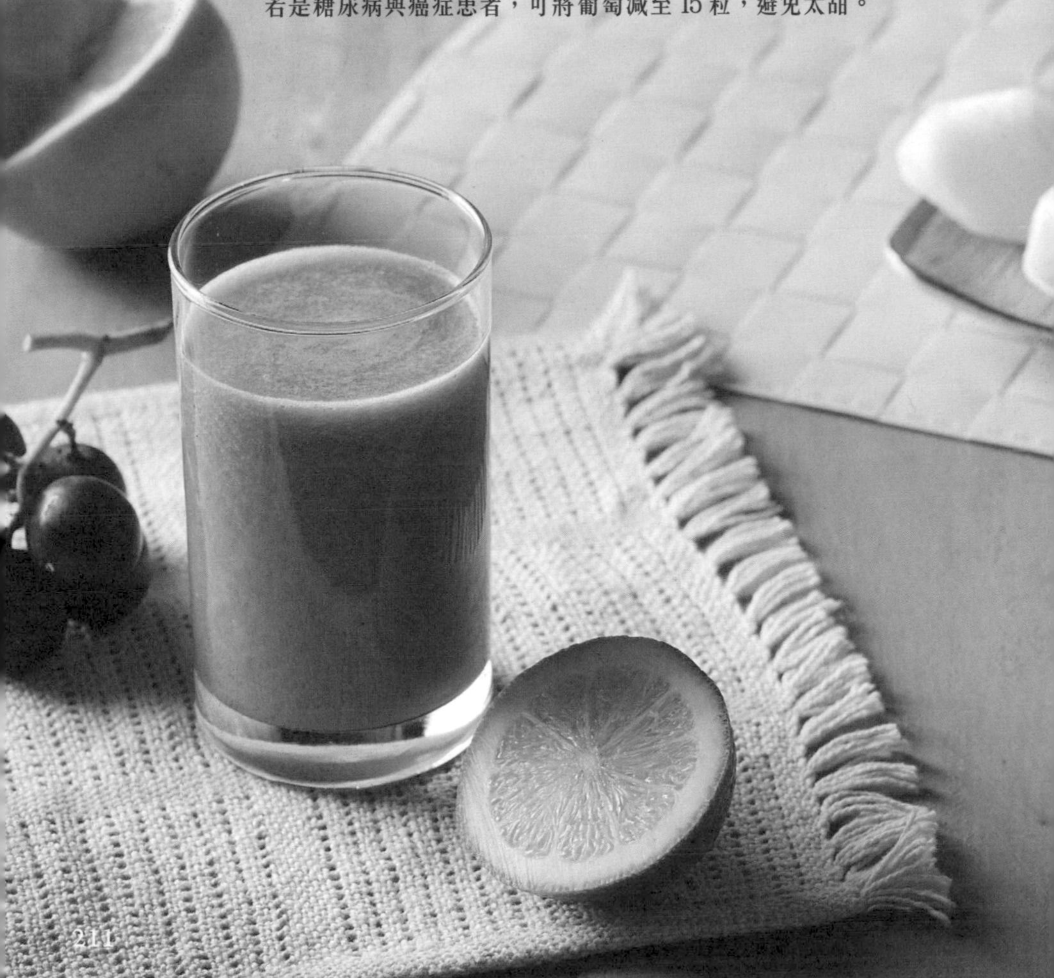

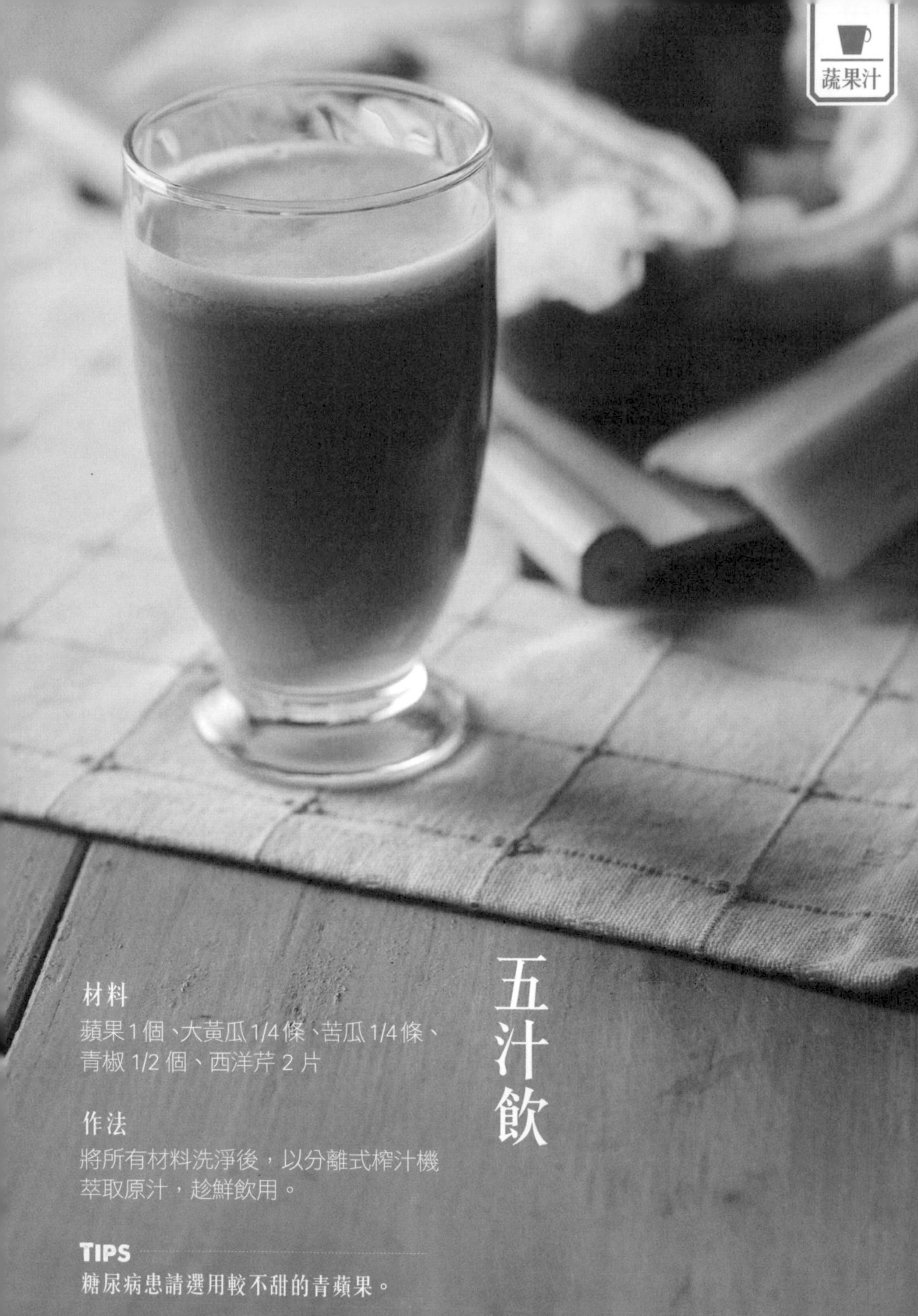

五汁飲

材料

蘋果1個、大黃瓜1/4條、苦瓜1/4條、青椒1/2個、西洋芹2片

作法

將所有材料洗淨後，以分離式榨汁機萃取原汁，趁鮮飲用。

TIPS

糖尿病患請選用較不甜的青蘋果。

胡蘿蔔洋蔥蘋果汁

材料

胡蘿蔔 1 條、洋蔥 1/2 個、蘋果 1 個

作法

全部材料洗淨後，稍微切塊，用分離式榨汁機萃取胡蘿蔔原汁 300c.c.、洋蔥 50c.c.、蘋果 150c.c.（總量 500c.c.），調勻後趁鮮飲用。

TIPS

一天飲用 2 回，每回 500c.c.。有機洋蔥可連皮使用，非有機則需剝除外皮。洋蔥帶嗆味，用量不需太多。

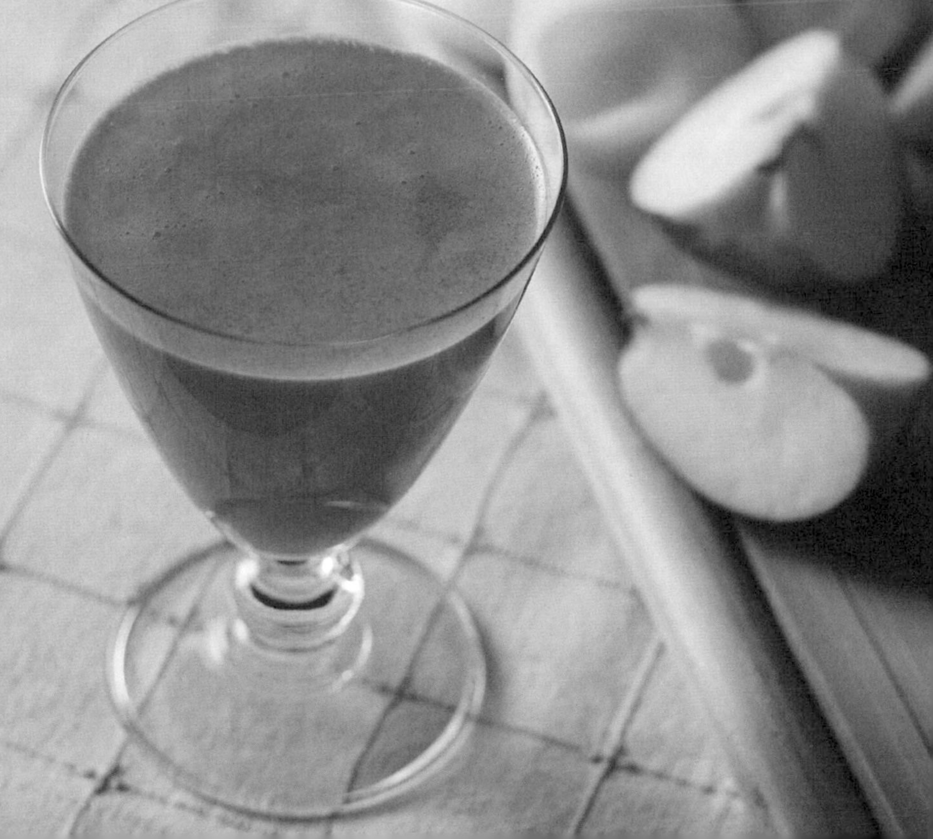

牧草原汁

材料

新鮮牧草（含根、莖、葉）150g

作法

將牧草洗淨、瀝乾，以專用榨汁機萃取原汁，趁鮮飲用。

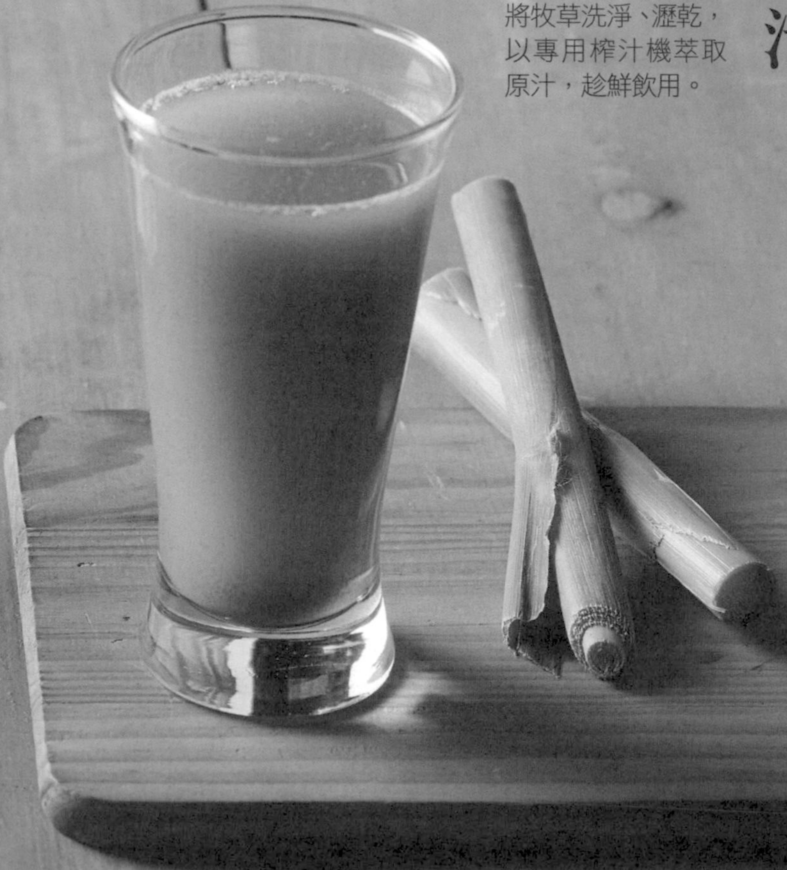

明日葉鳳梨汁

材料

明日葉 150g、鳳梨 300g

作法

明日葉洗淨、鳳梨削皮切塊後，放入轉軸式綠汁機萃取原汁，趁鮮飲用。

TIPS

轉軸式綠汁機是一種特殊的榨汁機，生機飲食店均有販售。

明日葉原汁

材料

新鮮明日葉（含根、莖、葉）200g

作法

明日葉洗淨、瀝乾，以專用榨汁機萃取原汁，趁鮮飲用。

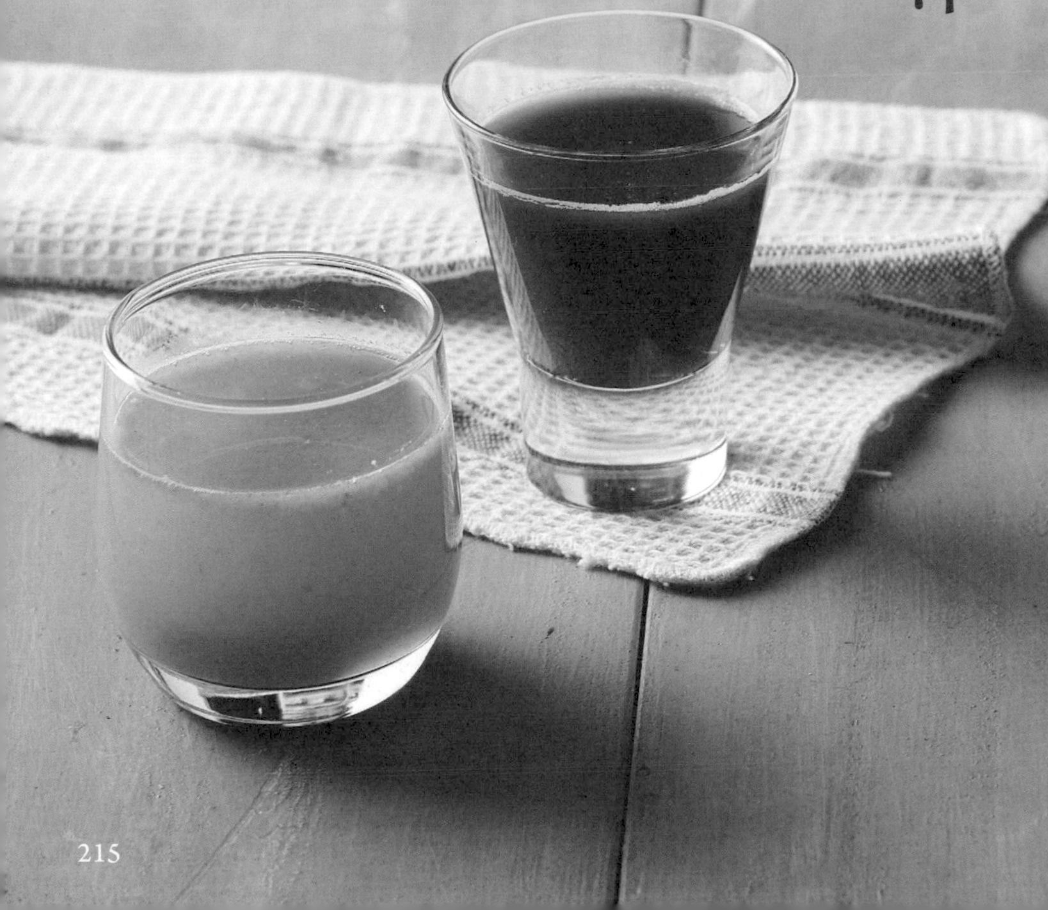

檸檬水

材料

檸檬 1 個、冷開水 500c.c.

作法

檸檬榨汁後，兑入冷開水，趁鮮飲用。

TIPS

沒有糖尿病或癌症的人，酌量加入蜂蜜或黑糖、糖蜜等，風味更佳。

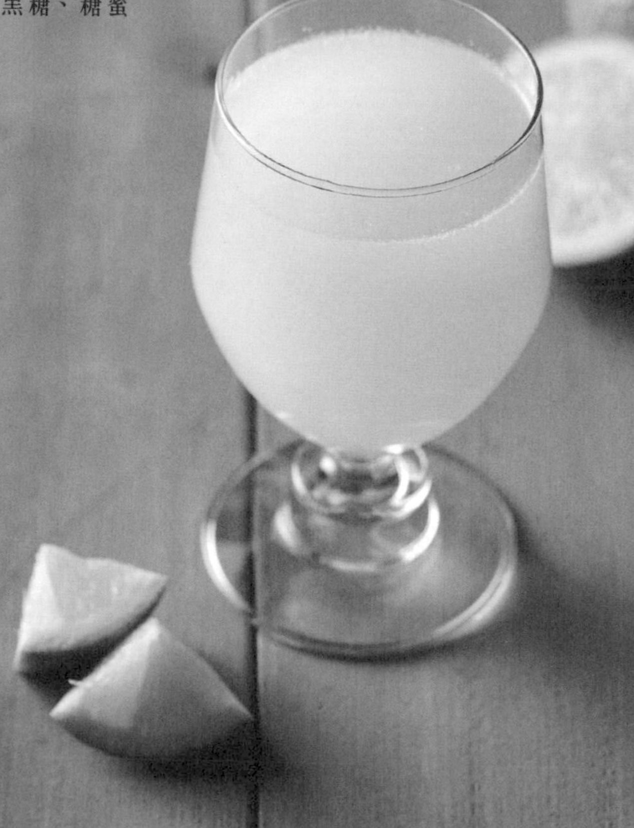

三合一蜂王漿

材料

蜂王漿 2 ～ 3g、花粉 8g、蜂蜜 15c.c.、溫開水 300c.c.

作法

1 先用溫開水攪拌花粉至顆粒溶解。
2 再加入蜂王漿、蜂蜜拌勻。

TIPS

蜂王漿須冷凍保存，舀取時不得用金屬餐具，以免引起化學變化造成質變，但冷凍後蜂王漿特別堅硬，很難挖，建議放冷凍前，先分成小包裝，一次只取一小瓶，以免大罐反覆解凍而影響品質。

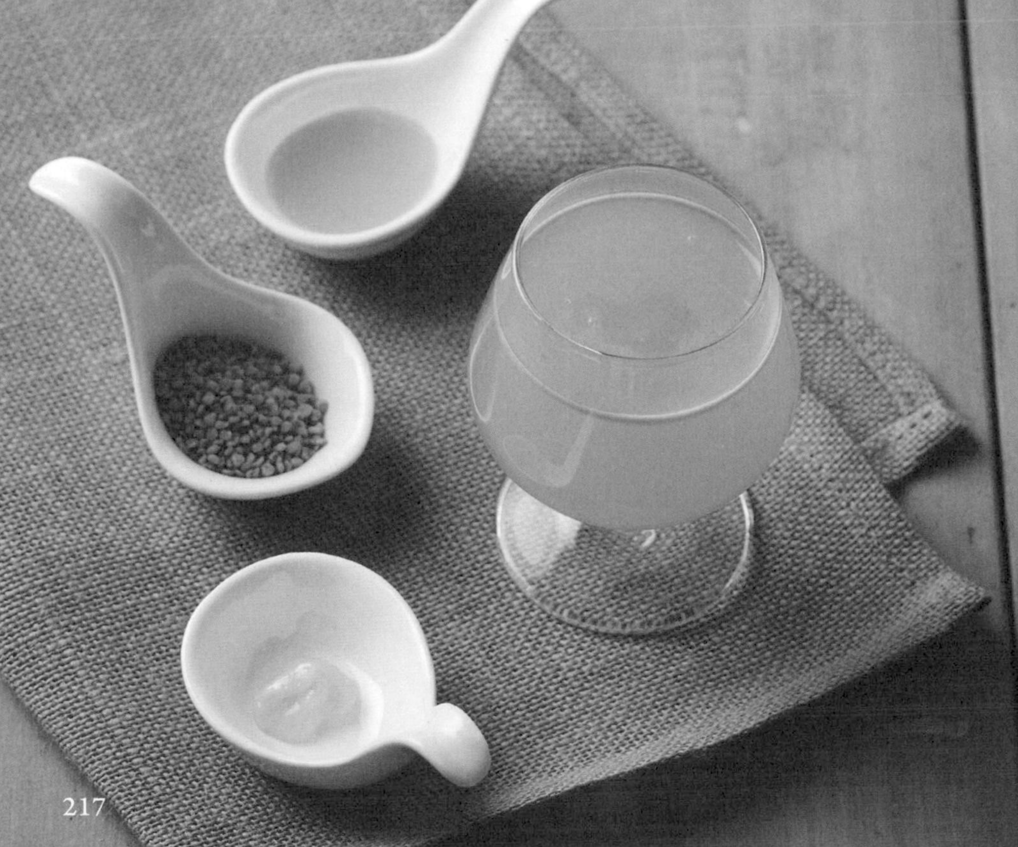

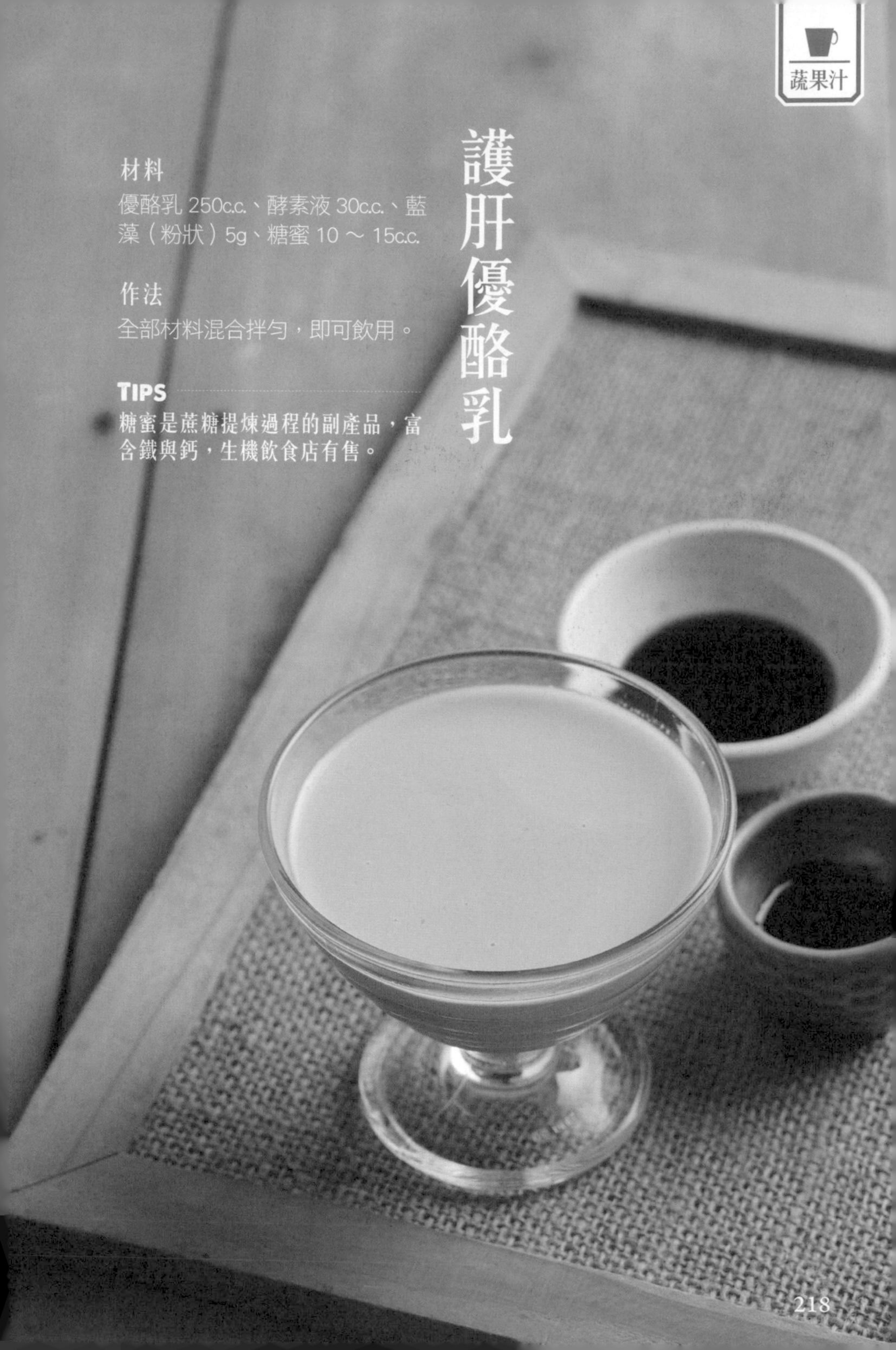

護肝優酪乳

材料

優酪乳 250c.c.、酵素液 30c.c.、藍藻（粉狀）5g、糖蜜 10 ～ 15c.c.

作法

全部材料混合拌勻，即可飲用。

TIPS

糖蜜是蔗糖提煉過程的副產品，富含鐵與鈣，生機飲食店有售。

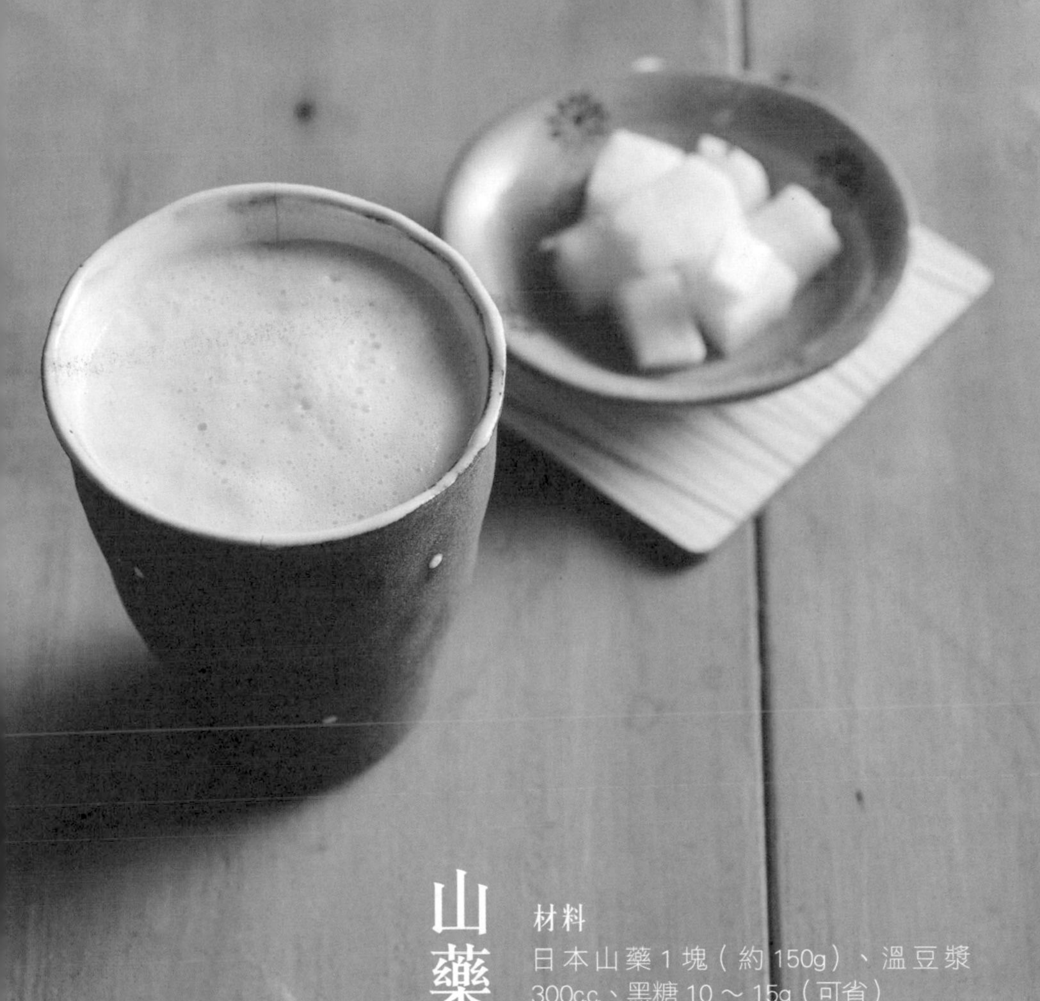

山藥豆奶

材料

日本山藥 1 塊（約 150g）、溫豆漿 300c.c.、黑糖 10 ～ 15g（可省）

作法

1 山藥去皮切丁，備用。
2 全部材料放入果汁機攪拌均勻即可。

TIPS

豆漿最好購買非基因改造的黃豆在家自行用豆漿機製作。溫豆漿約 40℃，如太熱會破壞山藥的酵素。

五穀奶

材料

五穀米 1/2 杯（約 80g）、腰果 5 粒、沸水 1,500c.c.

作法

1 五穀米與腰果洗淨，以沸水浸泡 30 分鐘至軟化。
2 放入果汁機攪打成米漿。
3 再將米漿煮熟，即可趁熱飲用。

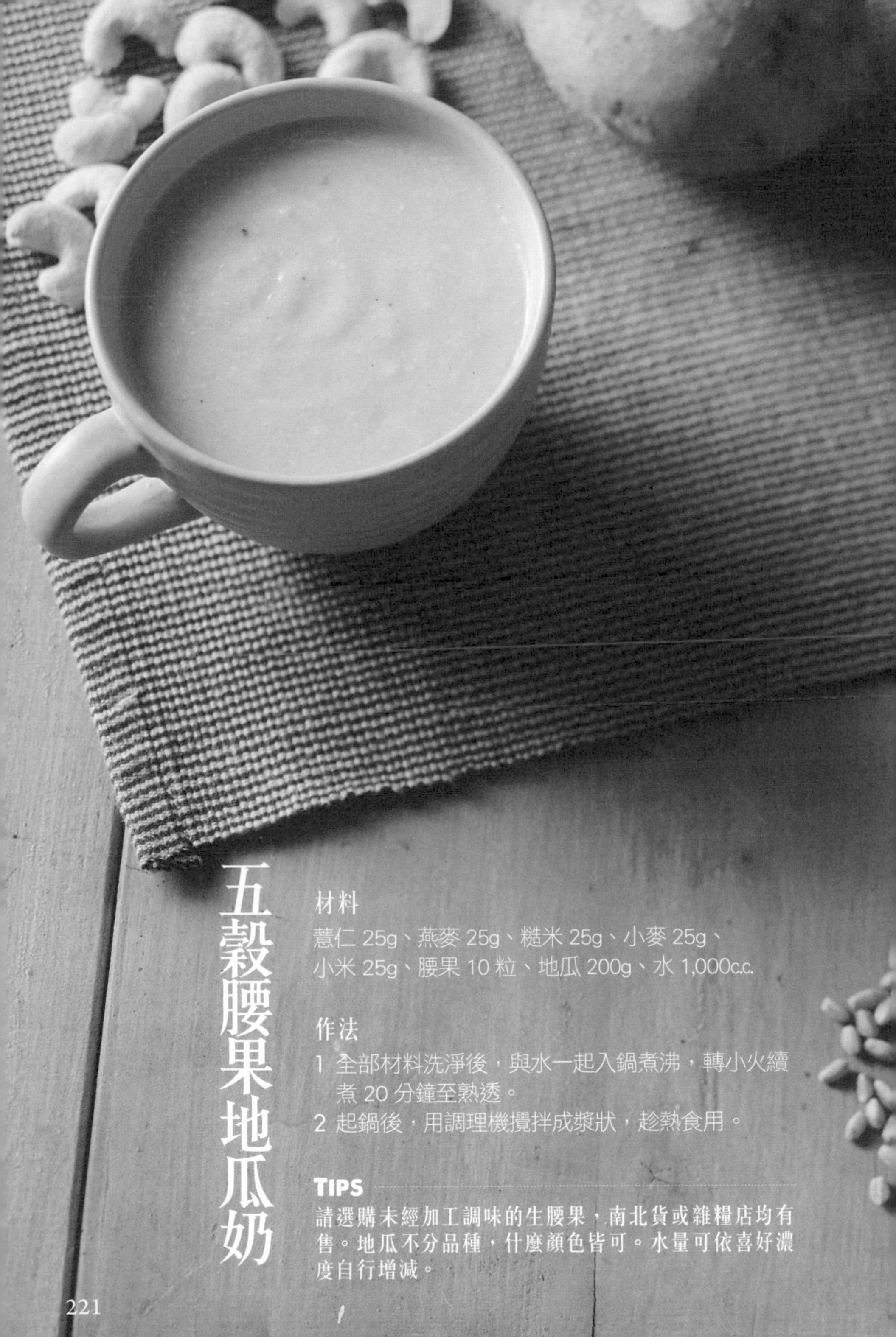

五穀腰果地瓜奶

材料

薏仁 25g、燕麥 25g、糙米 25g、小麥 25g、小米 25g、腰果 10 粒、地瓜 200g、水 1,000c.c.

作法

1 全部材料洗淨後，與水一起入鍋煮沸，轉小火續煮 20 分鐘至熟透。
2 起鍋後，用調理機攪拌成漿狀，趁熱食用。

TIPS

請選購未經加工調味的生腰果，南北貨或雜糧店均有售。地瓜不分品種，什麼顏色皆可。水量可依喜好濃度自行增減。

精力湯（2人份）

材料

苜蓿芽 100g、有機蔬菜 150g、蘋果 1 個、番茄 1 個、海帶芽（乾品）1g、三寶粉和黑芝麻粉各 1 匙（約 5g）、溫開水 200 ～ 300c.c.

作法

1 洗淨蔬果，蘋果削皮切丁、番茄去蒂切塊；海帶芽浸泡沸水 10 分鐘。

2 全部食材放入果汁機攪打，趁鮮飲用。

TIPS

若是肝癌患者，建議選用十字花科的有機蔬菜，高麗菜、大白菜、小白菜、青江菜、油菜都適合生食。

回春精力湯

材料

有機綠豆芽 30g、小白菜 80g、鳳梨 100g、蘋果 1 個、花粉 8g、腰果 5 粒、溫開水 300c.c.

作法

將全部材料洗乾淨，切適當大小，放入調理機充分攪拌後，趁鮮飲用。

TIPS

請務必選購有機食材，避免農藥殘留疑慮，才可以生食。也可加入三寶粉各 5g，效果更好。

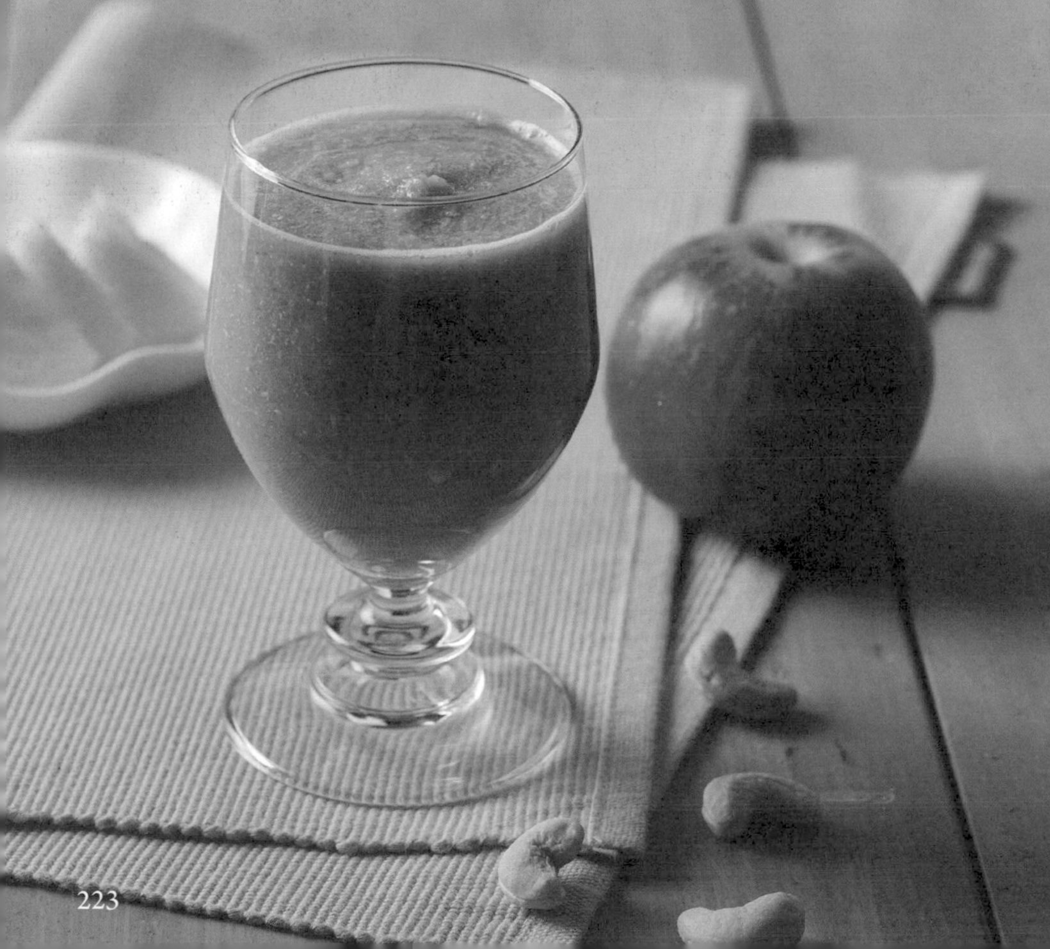

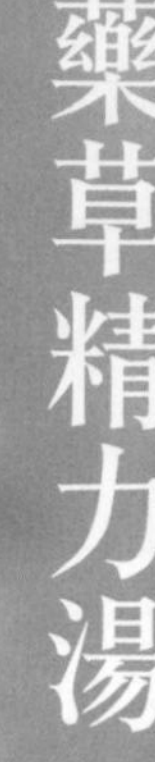

藥草精力湯

材料

藥草 30g、新鮮水果 200 ～ 250g、冷開水適量

作法

1 藥草洗淨，用冷開水稍微沖洗；水果洗淨後，去皮、去核，切塊。
2 將全部材料放入果汁機，注入足以淹覆藥草與水果的冷開水，充分拌勻，趁鮮飲用。

TIPS

藥草請至青草店挑選，例如：車前草、魚腥草、酢醬草、康復力、左手香、蒲公英等藥用植物，可多種同時使用，總量不變（不超過 30g）。各種水果皆可，但糖尿病和癌症患者應以甜度低的較佳。

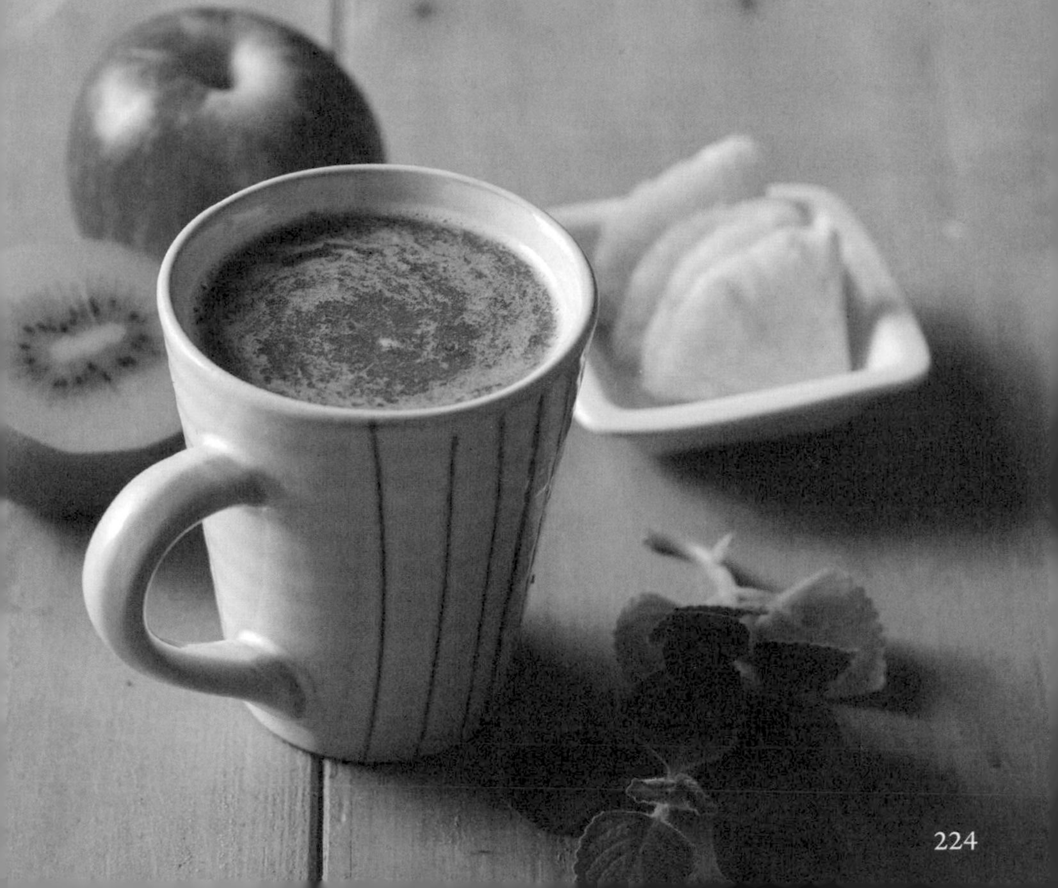

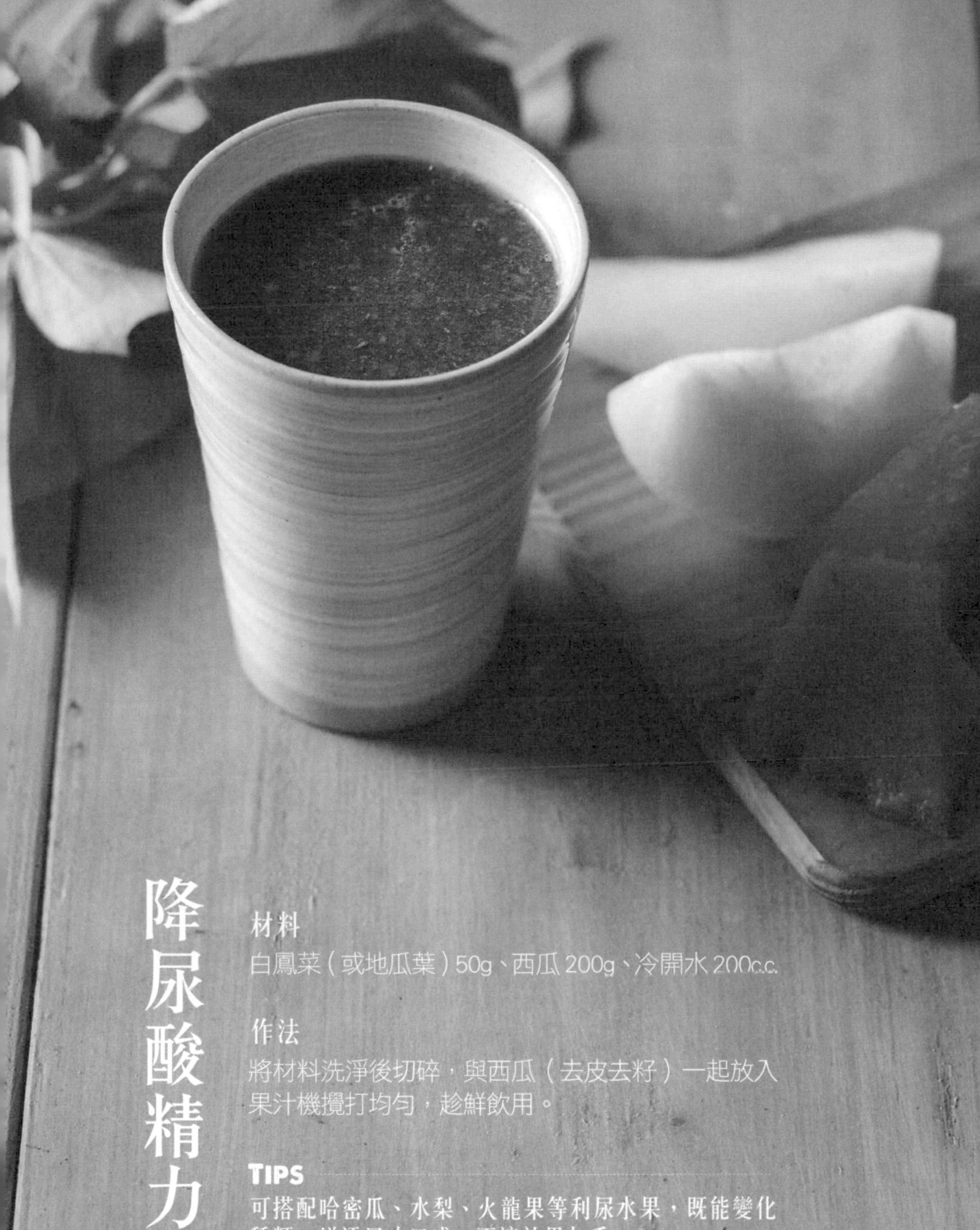

降尿酸精力湯

材料

白鳳菜（或地瓜葉）50g、西瓜 200g、冷開水 200c.c.

作法

將材料洗淨後切碎，與西瓜（去皮去籽）一起放入果汁機攪打均勻，趁鮮飲用。

TIPS

可搭配哈密瓜、水梨、火龍果等利尿水果，既能變化種類，增添風味口感，更讓效果加乘。

綠蘆筍泥稀湯

材料

綠蘆筍 5 ～ 10 支、水 2,000c.c.

作法

1 綠蘆筍清洗乾淨，視情況剝除外表的粗纖維，切段。
2 綠蘆筍與水一起入鍋煮沸，轉小火續煮 5 分鐘。
3 稍微放涼後，用調理機或果汁機攪拌成稀湯，當作解渴飲料。

烏髮精力湯（2人份）

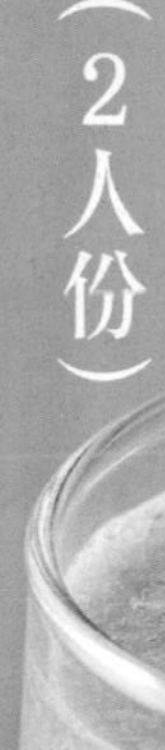

材料

有機綠豆芽 30g、有機小白菜 80g、鳳梨 100g、香蕉 1 條、花粉 8g、腰果 5 粒、松子 15 粒、黑芝麻粉 3g、三寶粉各 5g、何首烏湯 200 ～ 300c.c.

作法

將全部材料與何首烏湯一起放入果汁機攪打均勻，趁鮮飲用。

TIPS

綠豆芽可換成苜蓿芽或其他芽菜，小白菜可換成紅鳳菜或其他有機蔬菜。

胡蘿蔔腰果熱湯

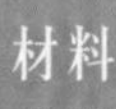

材料

胡蘿蔔 2 ～ 3 條、腰果 10 粒

作法

1 胡蘿蔔洗淨切塊，用分離式榨汁機萃取原汁 300c.c.。
2 將胡蘿蔔原汁與腰果一起放入果汁機攪打均勻，直至看不到腰果顆粒。
3 再倒入鍋內煮沸，轉小火續煮 5 分鐘，趁熱飲用。

海帶薑湯

材料

昆布 1 條（約 2 尺長）、薑片 2 ～ 3 片、水 3,500c.c.

作法

1 海帶稍微沖洗，剪成小段。
2 全部食材放鍋中煮沸，轉小火續煮 1 小時，煮成黏稠狀。
3 待涼後，濾渣，放入冰箱保存；飲用前需再次煮沸，放溫後較好入口。

TIPS

海帶放入冰箱保存，待正餐時食用。

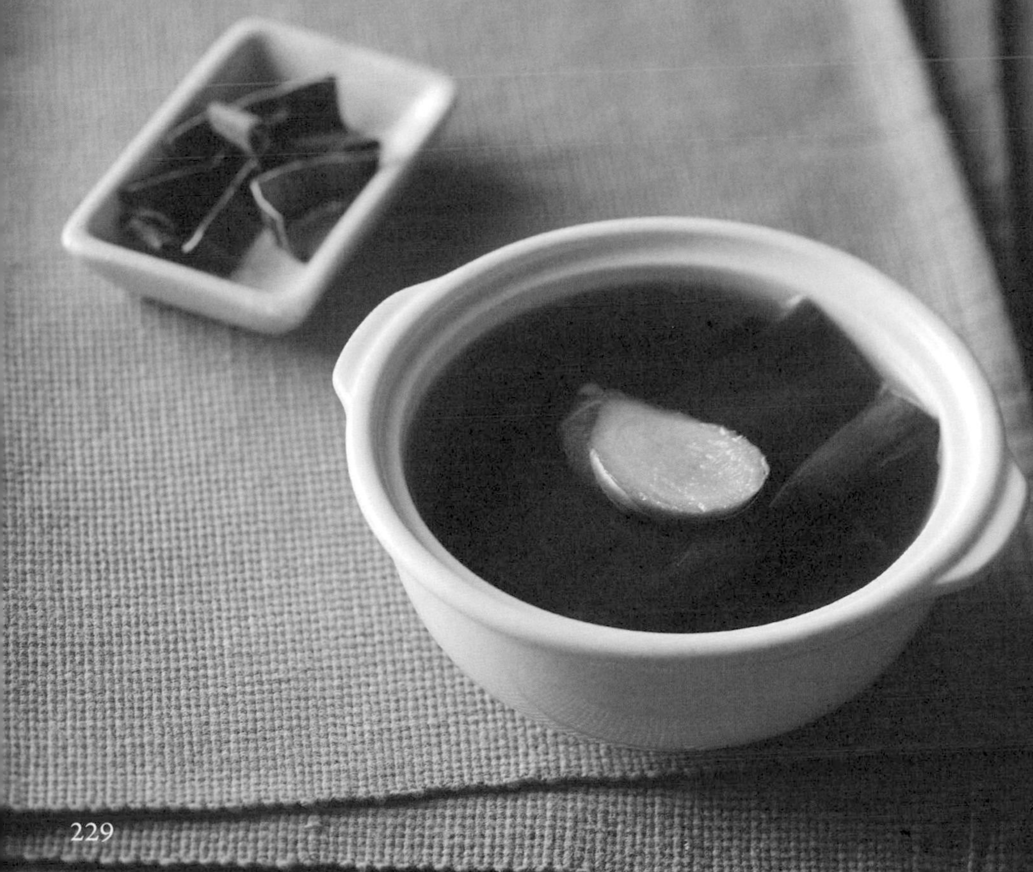

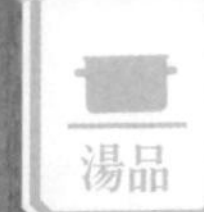

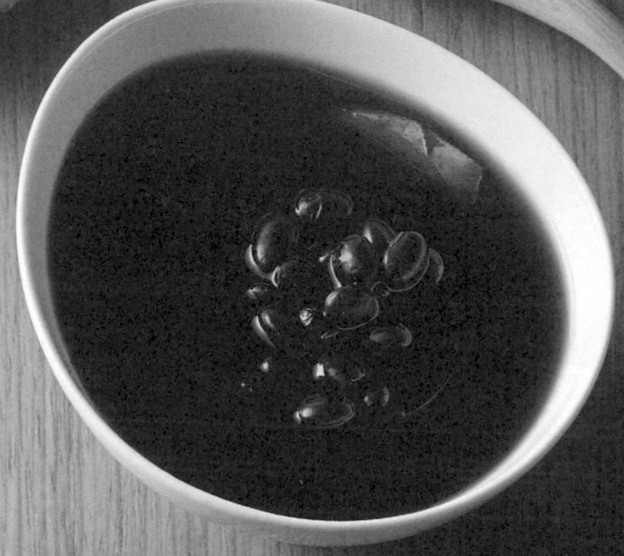

黑豆薑湯

材料

黑豆 1 杯（約 150g）、生薑 2 ～ 3 片、水 2,000c.c.

作法

1 黑豆淘洗乾淨。
2 全部材料一起入鍋，煮沸後，轉小火續煮 45 分鐘。
3 待涼後，濾除黑豆和薑片。飲用時，酌量加入黑糖 10 ～ 15g。

TIPS

一天飲用3回，每回300～500c.c.。黑豆放入冰箱冷藏，待有空時可製成黑豆漿。若有扁桃腺發炎症狀，則不加薑片。

紅糖薑湯

材料

紅糖 15g、薑泥 1 小匙、水 750c.c.

作法

紅糖、薑泥與水入鍋合煮，沸騰後，轉小火續煮 5 分鐘，濾渣後飲用。

TIPS

薑泥比薑片的效果更顯著。此道飲料不適合糖尿病和癌症患者。

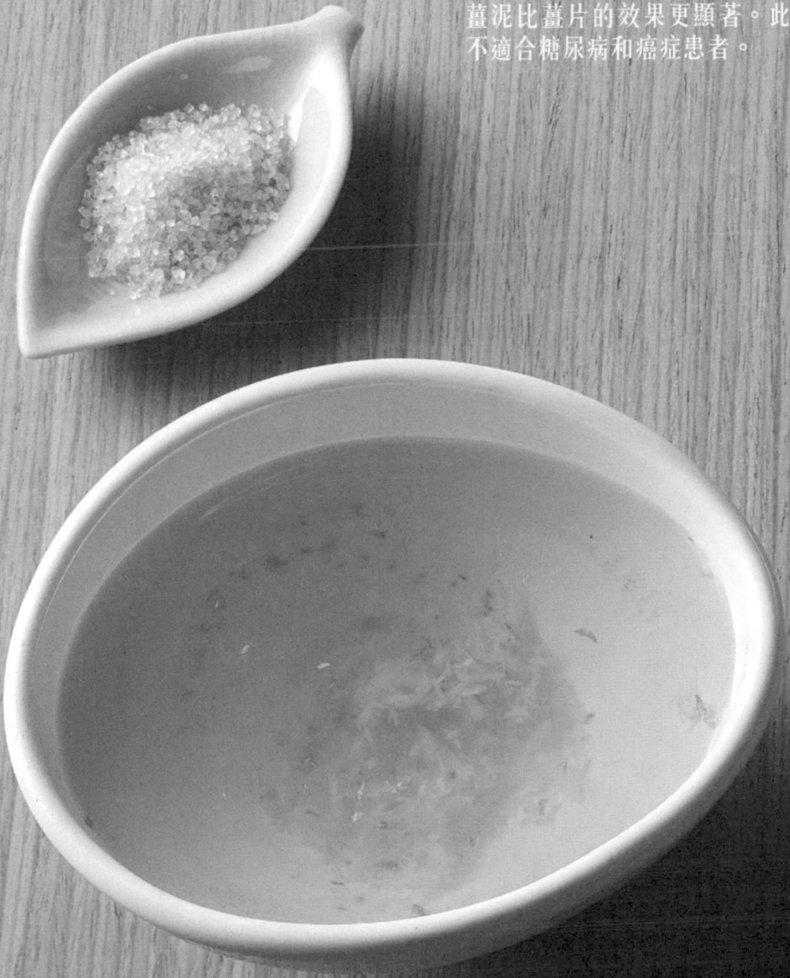

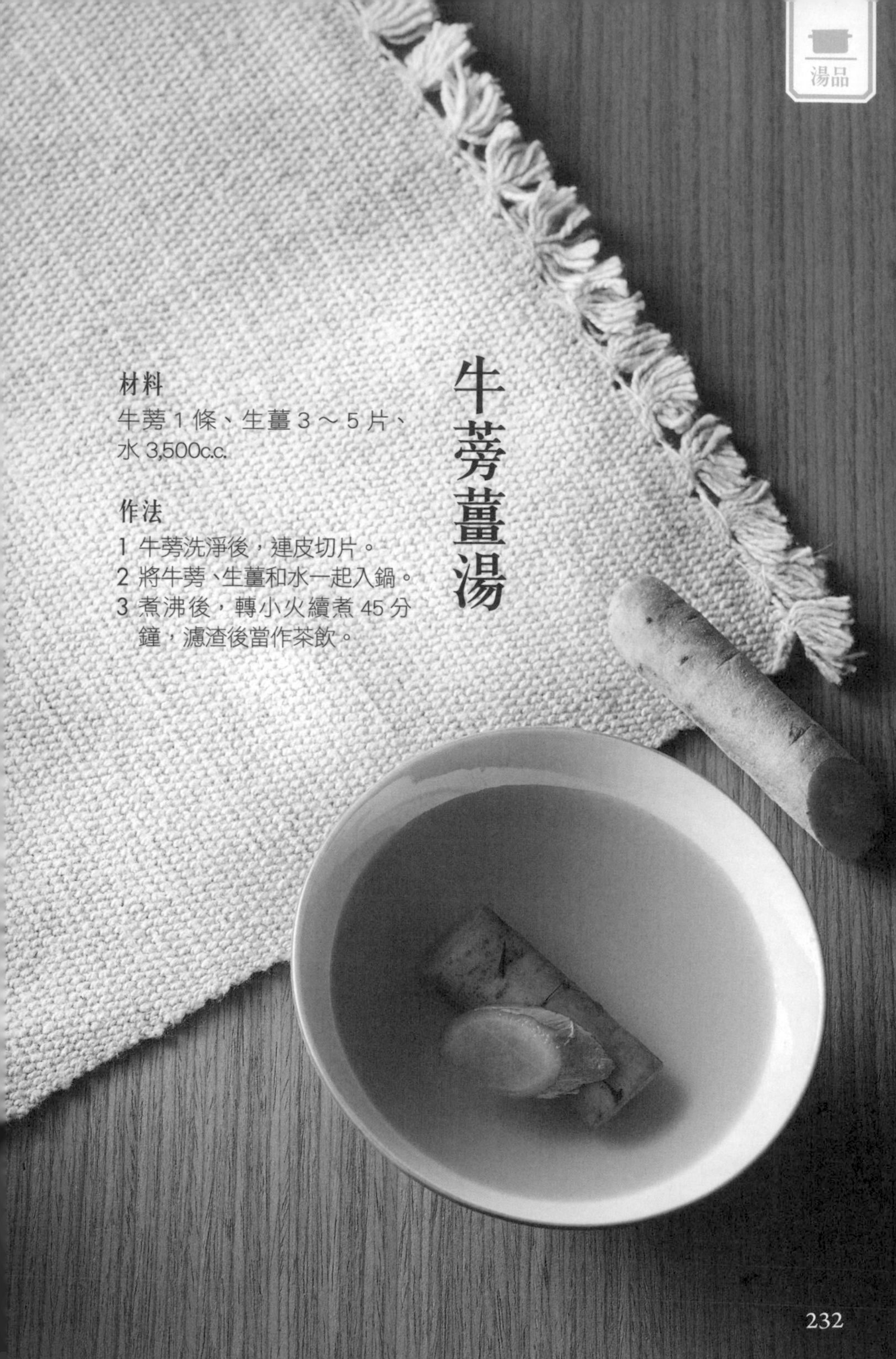

牛蒡薑湯

材料

牛蒡 1 條、生薑 3 ～ 5 片、水 3,500c.c.

作法

1 牛蒡洗淨後，連皮切片。
2 將牛蒡、生薑和水一起入鍋。
3 煮沸後，轉小火續煮 45 分鐘，濾渣後當作茶飲。

牛蒡清湯

材料

牛蒡 1 條、水 3,500c.c.

作法

1 牛蒡洗淨後，連皮切片。
2 將牛蒡片和水一起入鍋，煮沸後，轉小火續煮 45 分鐘。
3 撈起牛蒡片，純取湯汁。

TIPS

煮好的牛蒡片可放冰箱保存，於正餐時當作配菜。

牛蒡原汁

材料

牛蒡 5 條

作法

將牛蒡洗淨，連皮切小段，用分離式榨汁機萃取原汁，趁鮮飲用，以免氧化變黑。

TIPS

飲用 1 小時後開始腹瀉，是正常現象。孩童的飲用量應減半。

止咳蓮藕羹

材料

紅棗5～10粒、枸杞20～30粒、生薑2～3片、水750c.c.、純正蓮藕粉2湯匙（約30g）

作法

1 紅棗、枸杞、生薑和水於鍋內煮沸，轉小火續煮20分鐘。
2 用冷開水100c.c.調勻蓮藕粉，趁著湯滾熱時，倒入勾芡。
3 再次煮沸時，立刻關火，蓋上鍋蓋，燜5～10分鐘，趁熱食用。

TIPS

- 一天飲用3回，需與白蘿蔔蜜水間隔30分鐘。
- 純正蓮藕粉可於中藥行或生機飲食店選購。若屬於「無痰的乾咳」可加入黑糖15g，風味更好；若有扁桃腺發炎症狀，則不加薑片。

蓮藕生汁

材料

蓮藕 2～3 節

作法

將蓮藕清洗乾淨，切段後，用分離式榨汁機萃取原汁，趁鮮飲用。

TIPS

蓮藕屬性偏寒涼，降火速度較快。

蓮藕湯

材料

蓮藕 1 條（約 3 節）、水 3,500c.c.

作法

1 蓮藕洗淨，連皮切片。將蓮藕片與水煮沸後，轉小火續煮 45 分鐘。
2 撈起蓮藕片，純飲湯汁。

TIPS

體質偏寒涼者應另加 15 粒紅棗。

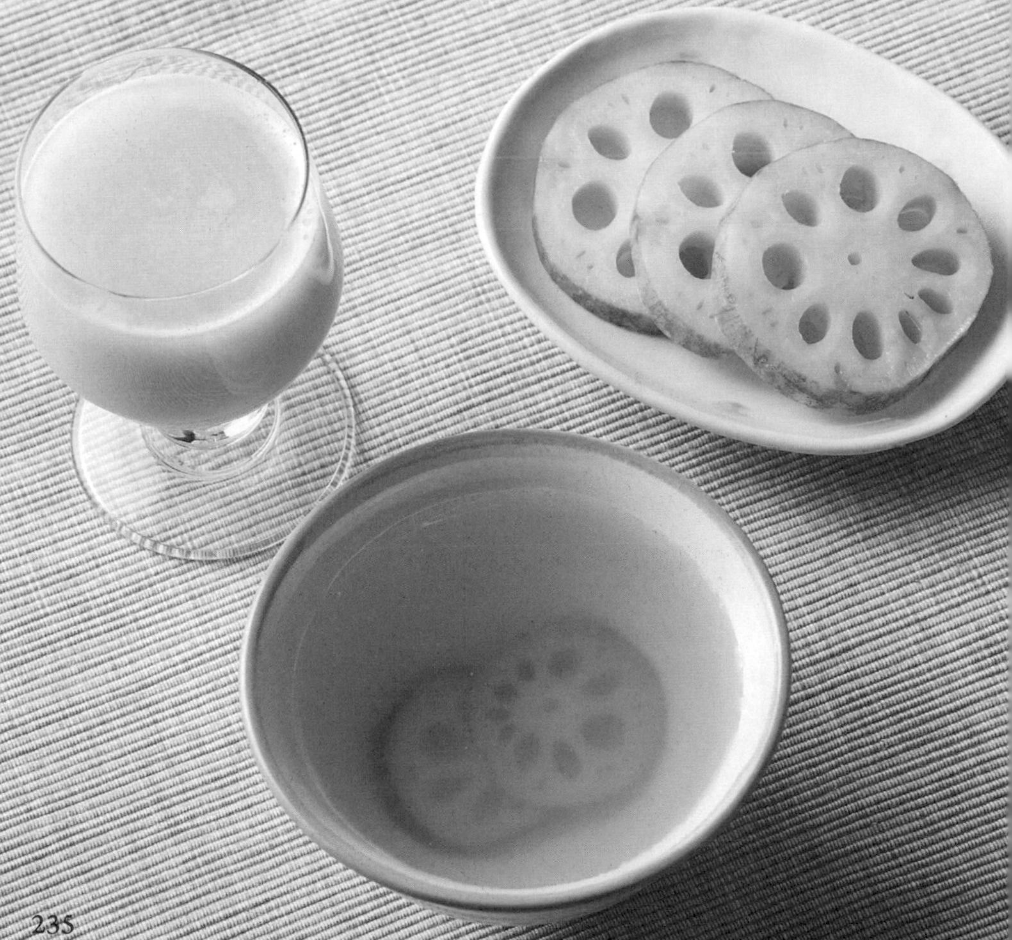

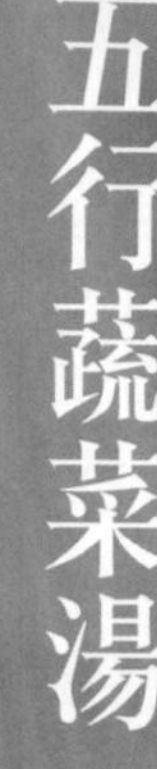

五行蔬菜湯

材料

胡蘿蔔 1/2 條、白蘿蔔 1/4 條、白蘿蔔葉 200g、牛蒡（帶皮）1/2 條、乾香菇（需日曬3天）2朵、水量約材料的 4 倍

作法

1 材料洗淨後，連皮切段、切片使用。
2 全部材料和水一起入鍋，煮沸後轉小火熬煮 1 小時，即可濾渣飲用。

TIPS

白蘿蔔葉可換成芥藍菜；乾香菇經過日曬後能產生維生素 D。菜料可在正餐時當作佐菜食用。

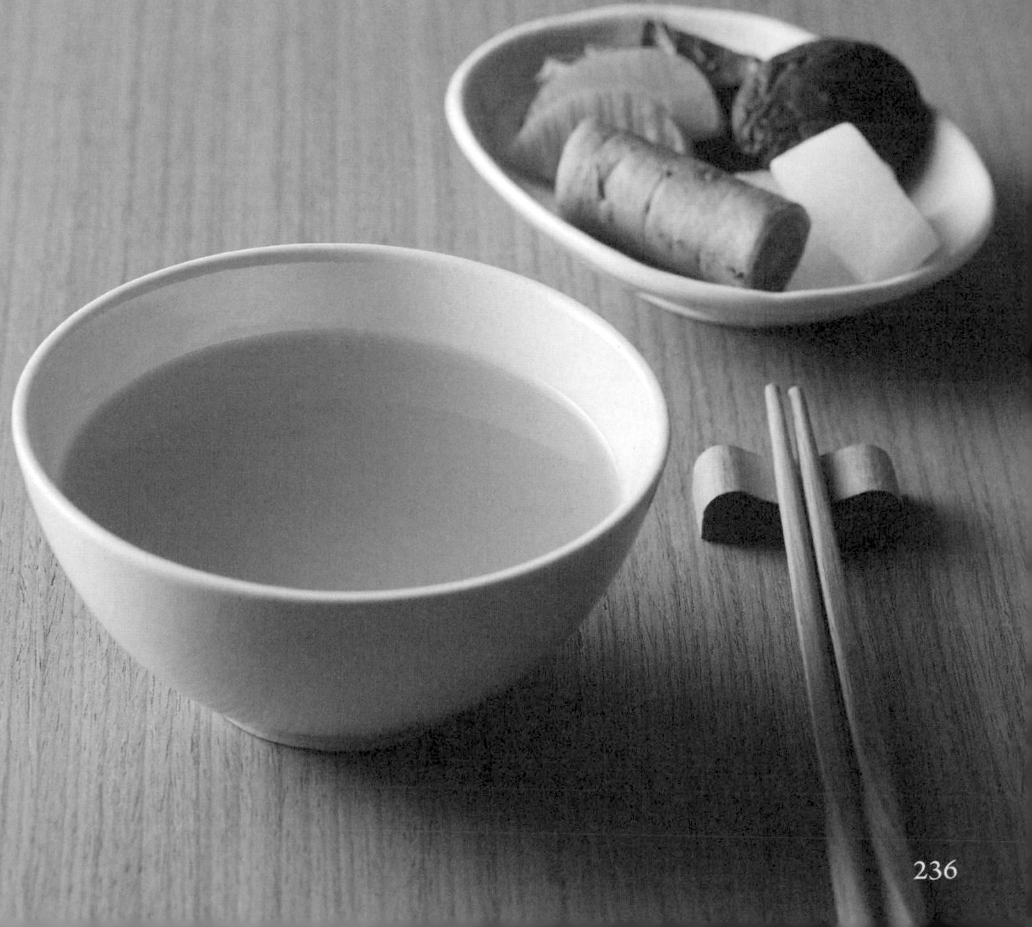

淡竹葉葫瓜湯

材料

淡竹葉 2 捲、葫瓜（瓠仔）1 條、水 3,500c.c.

作法

1 拆開淡竹葉，清洗乾淨；切除葫瓜的蒂頭與尾端，其餘連皮切片。
2 所有材料以大火煮沸，轉小火續煮 45 分鐘，濾出湯汁，當作茶飲。

TIPS

每天至少飲用 1,200c.c. 以上才能見效。淡竹葉可於中藥行購買。葫瓜可當三餐之佐菜。

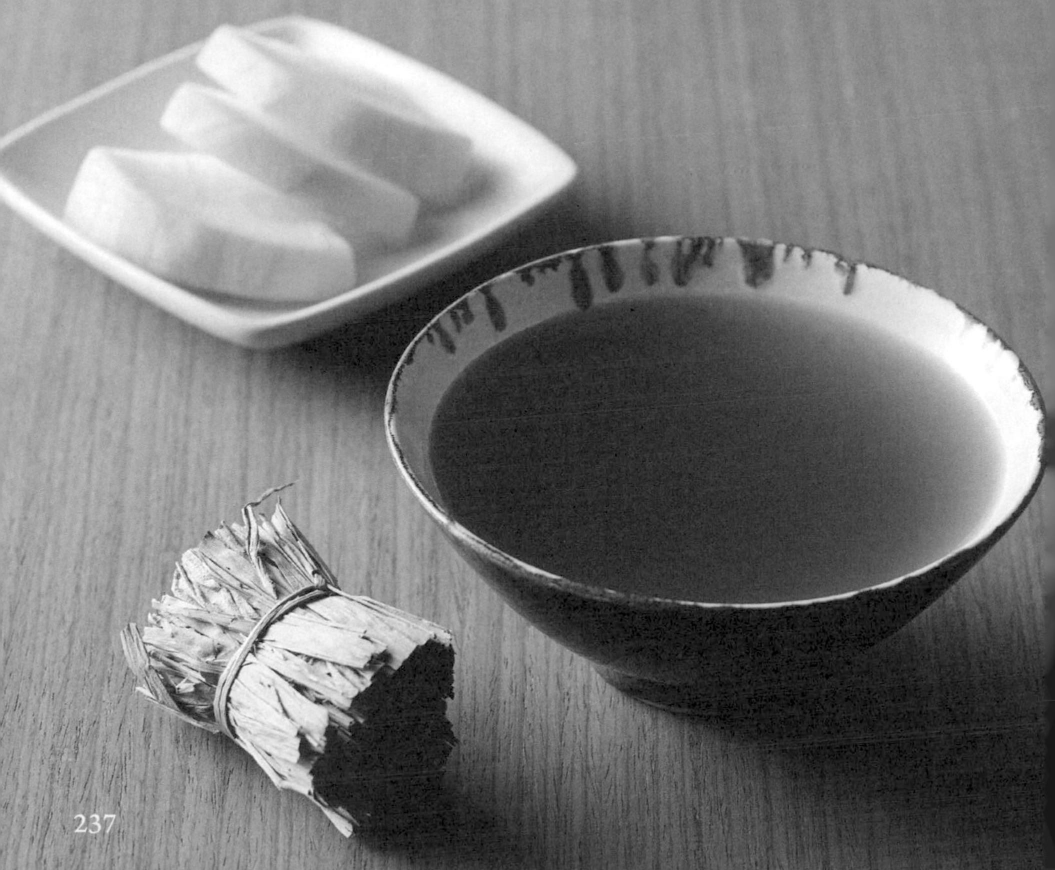

金針菜湯

材料

金針菜（乾品）1 兩、水 2,000c.c.

作法

1 金針菜先以溫開水浸泡 20 分鐘後，再用沸水汆燙 30 秒，瀝乾備用。
2 金針菜和水煮沸後，轉小火煮 20 分鐘，取湯汁（金針菜可另外食用）。

TIPS

應選購顏色較淡的有機金針菜，若使用新鮮金針，因含有「秋水仙鹼」（易致敏物質），需先汆燙後再烹煮。

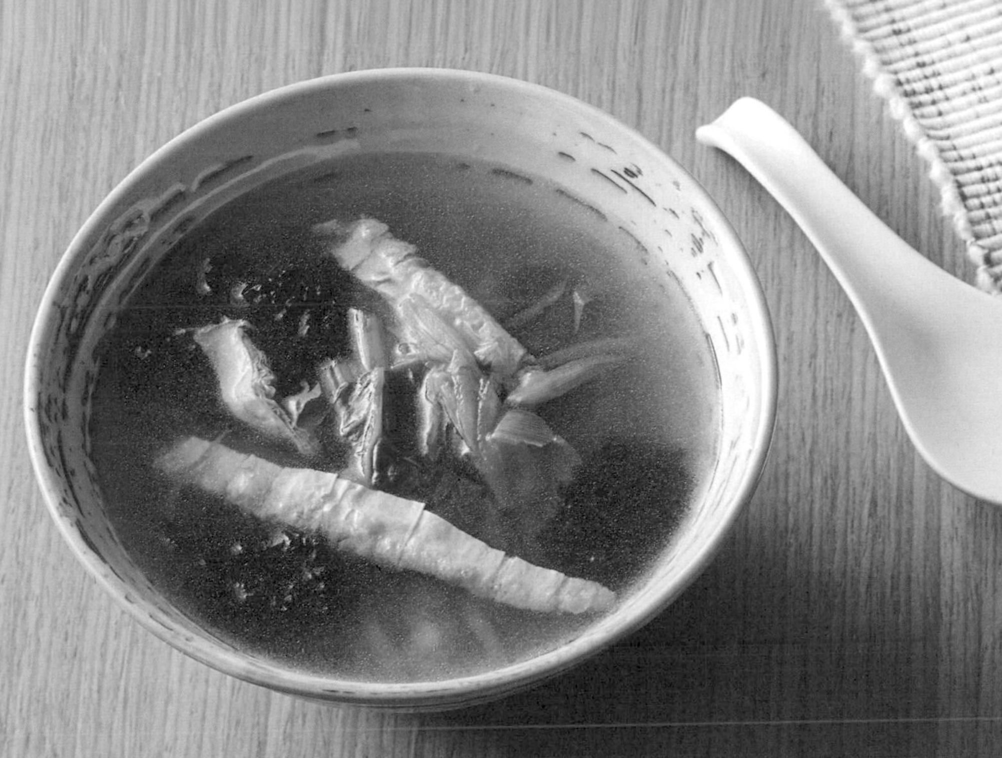

金針紫菜湯

材料

紫菜 1/4 張、金針菜（乾品）20 公克、胡蘿蔔 80 公克、豆皮 1 塊（約 100 公克）、菠菜 80 公克、蓮藕粉(太白粉)20～30 公克、水 1,200c.c.

作法

1 材料洗淨後，紫菜切碎泡軟，胡蘿蔔刨絲，金針菜泡軟後氽燙 30 秒瀝乾，豆皮切絲，菠菜切碎。
2 全部材料與水一起入鍋煮沸。
3 起鍋前，將蓮藕粉以少量冷開水調勻後，緩緩倒入鍋裡勾芡。
4 酌量加入麻油、海鹽、天然調味料（如：香菇粉、昆布粉、素 G 粉）即可。

TIPS

金針菜容易引發腹瀉，需要先用冷開水浸泡 20 分鐘後，再以沸水氽燙30 秒；豆皮推薦選購有機的冷凍產品。若沒有蓮藕粉，也可用太白粉或地瓜粉。

保肝利尿湯

材料

茵陳 50g、大麥芽 50g、陳皮 25g、水 3,000c.c.

作法

全部材料一起入鍋煮沸，轉小火續煮 20 分鐘。待涼後濾渣飲用。

TIPS

選購大麥芽以帶鬚芽者較佳，無鬚芽者是以大麥種籽炮製，兩者的功效相差甚遠；而陳皮聞起來應該帶有清香，假使有霉味或臭味，便是品質不良。

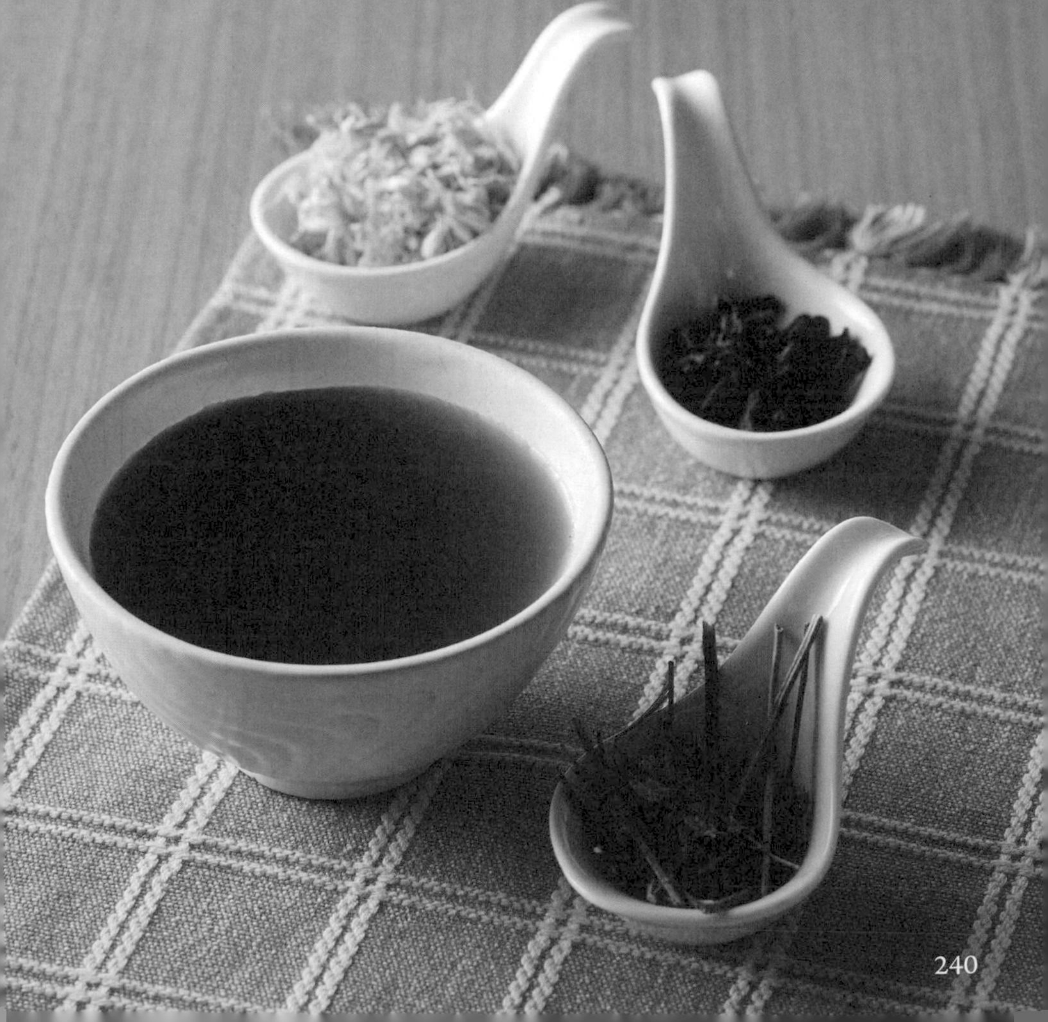

利尿冬瓜湯

材料

冬瓜（含皮、肉、籽）500g、生薑 3 ～ 5 片、玉米鬚（乾品）5g、開水 3,000c.c.

作法

1 材料洗淨後，將冬瓜的皮、肉、籽分開，用菜刀剁碎冬瓜籽。
2 全部材料一起入鍋煮沸，轉小火續煮 30 分鐘，濾渣當作茶飲。

TIPS

因冬瓜屬性偏寒，需加生薑中和。利尿成分主要在冬瓜籽裡，剁碎後效果顯著，冬瓜肉另當作正餐配菜。

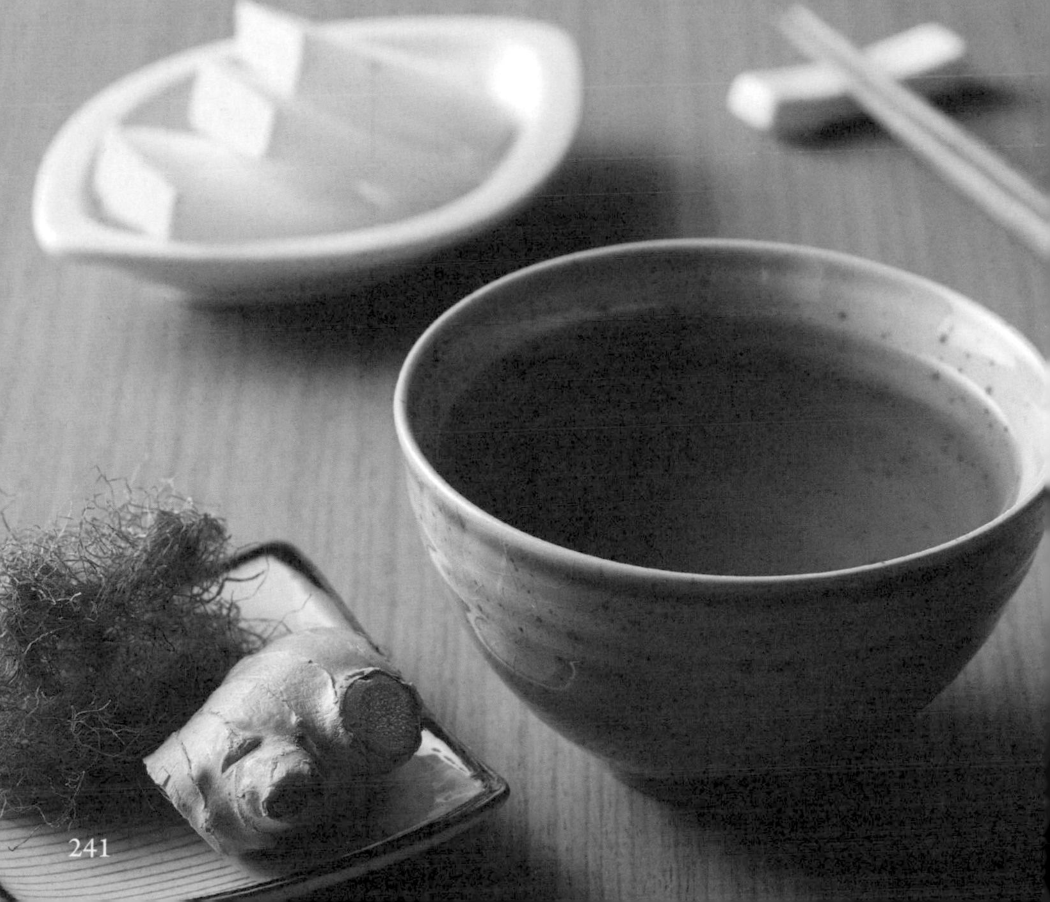

黃耆紅棗枸杞湯

材料

黃耆 4 錢、紅棗 3 錢、枸杞 3 錢、當歸 1 片、西洋參 2 片、水 1,000c.c.

作法

全部材料用水煮沸後，轉小火續煮 20 ～ 30 分鐘，濾渣後飲用。

TIPS

此為每回的飲用量，請依比例自行加倍。

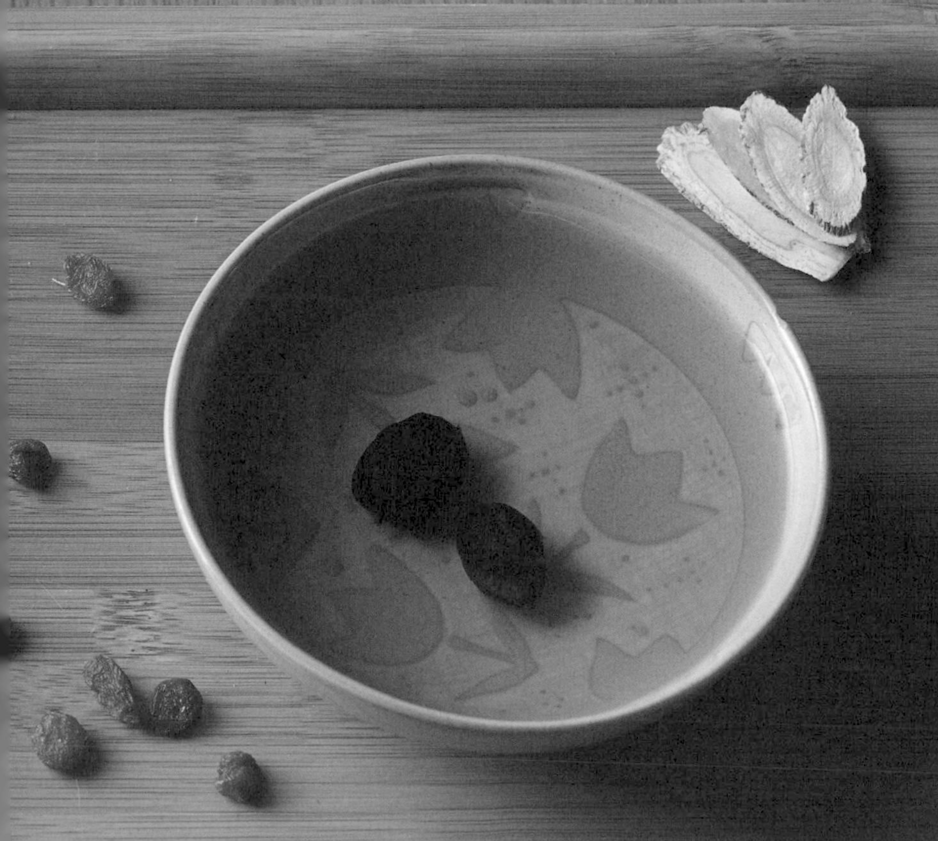

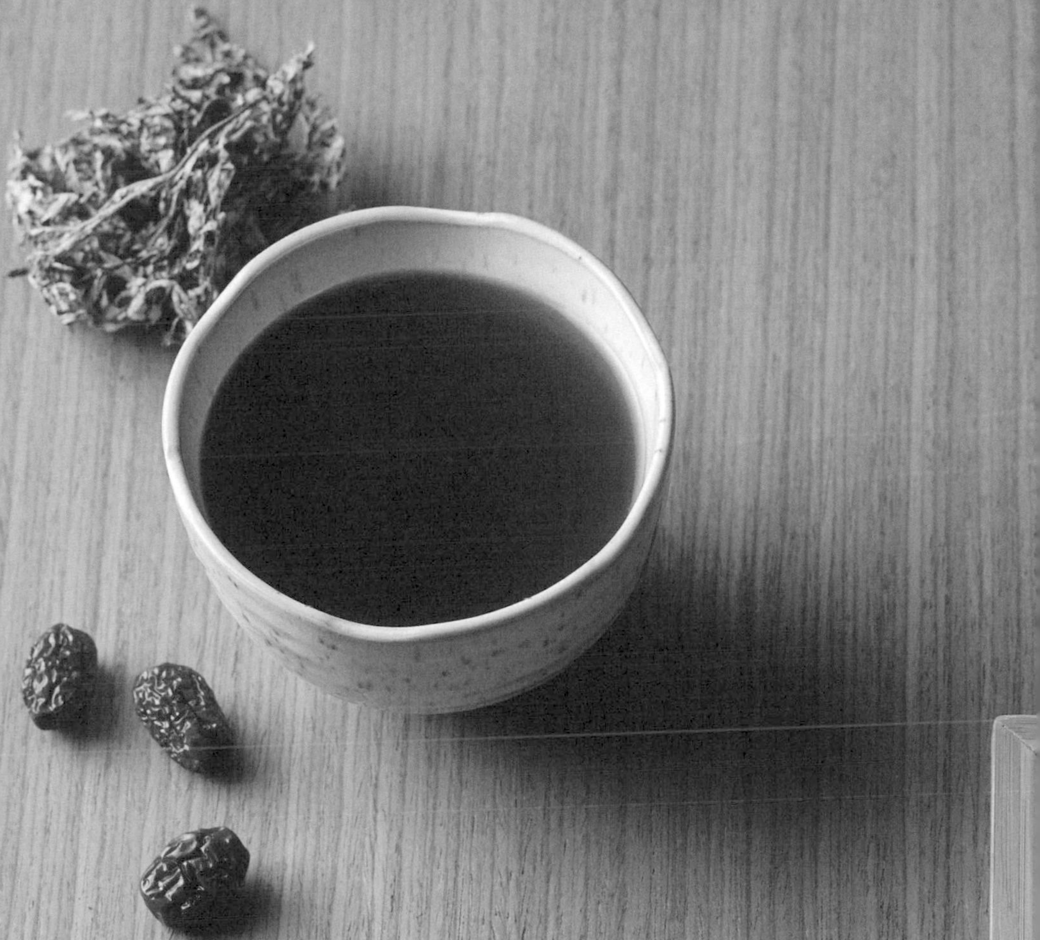

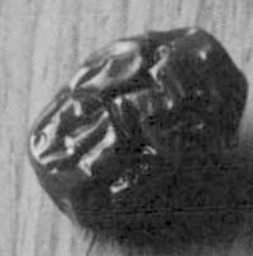

艾葉紅棗湯

材料

艾葉1兩、紅棗15粒、水3,000c.c.

作法

1 將材料洗淨，紅棗切開去籽。
2 全部一起入鍋，煮沸後轉小火續煮20分鐘，濾渣後分次飲用。

TIPS

泡澡用的艾葉在青草店購買，而食用的艾葉則到中藥店購買，品質較好。

雙耳蓮子枸杞湯

材料

黑木耳和白木耳各 10g、蓮子 20g(乾品)、枸杞 2 湯匙(約 30g)、水 1,000c.c.、黑糖或褐色冰糖 30g

作法

全部材料洗淨，木耳切碎，一起放入電鍋蒸煮至熟爛，食用時酌加再用少許黑糖調味。

TIPS

黑白木耳皆是以鮮品或泡發後的重量來計算。蓮子需先去心，否則蓮心煮湯後會很苦。

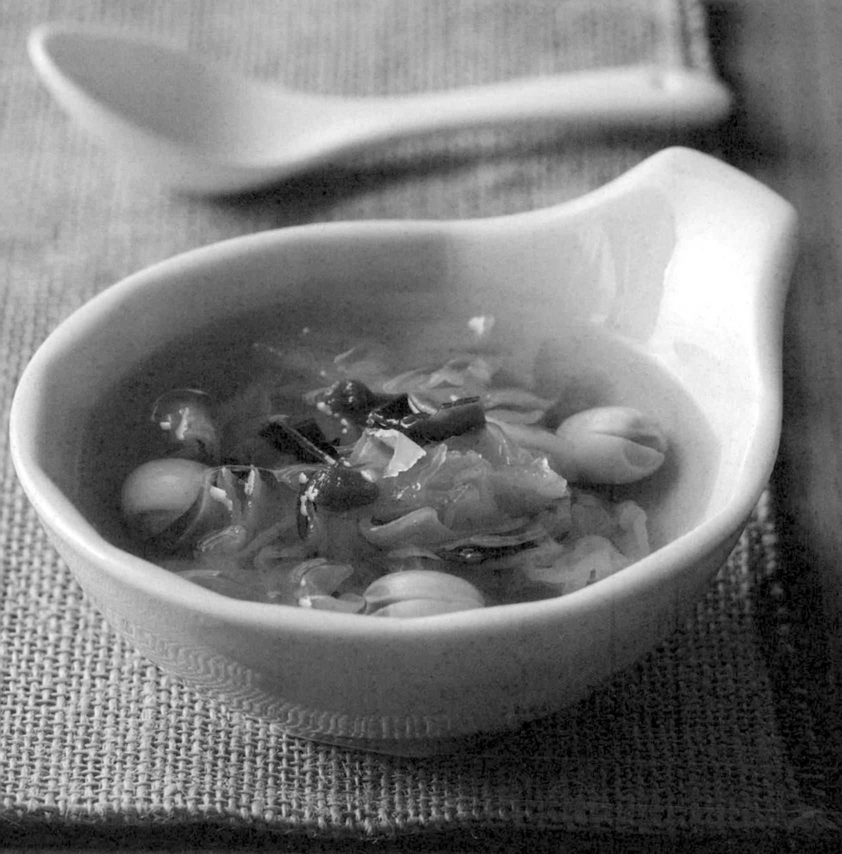

烏梅湯

材料

烏梅 5 顆、水 500c.c.

作法

將烏梅與水一起入鍋煮沸，轉小火續煮 20 分鐘，濾渣後飲用。

TIPS

烏梅是指在中藥行購買的單純原料，而非蜜餞。若不喜歡太酸，則酌量添加黑糖 1 茶匙，就能變得酸甜可口。

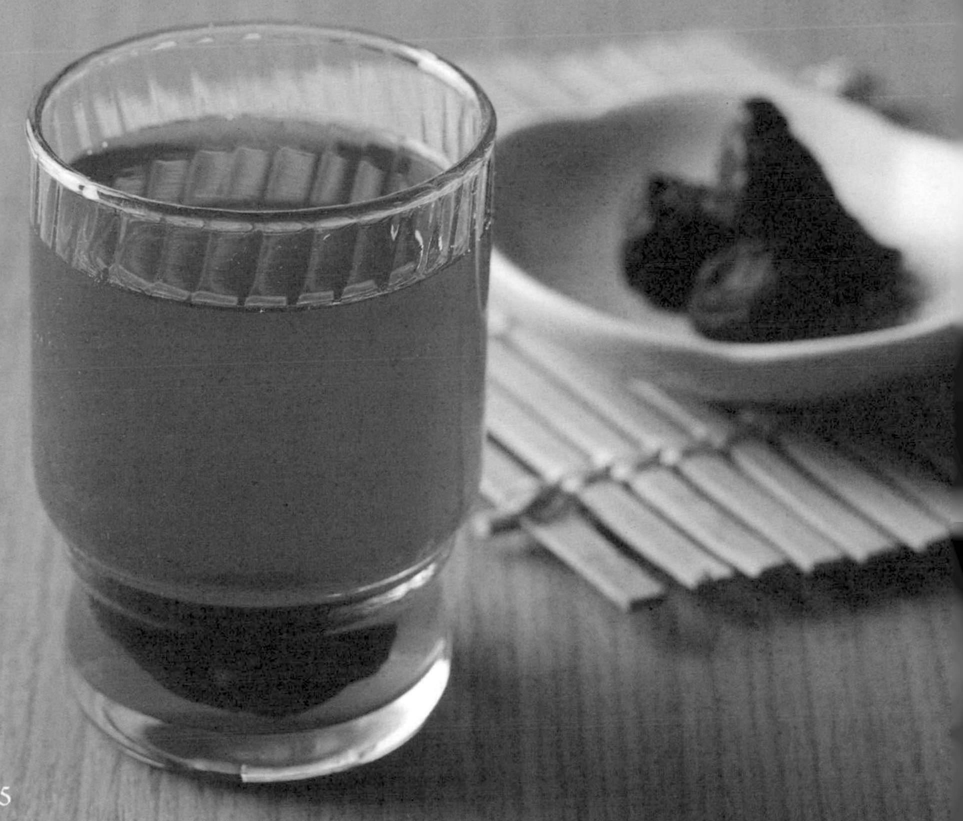

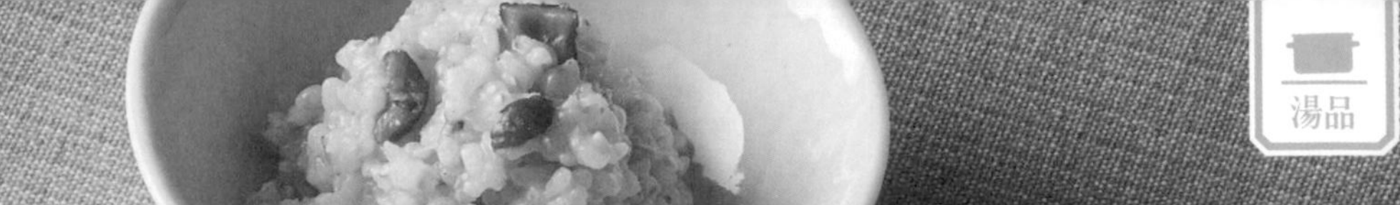

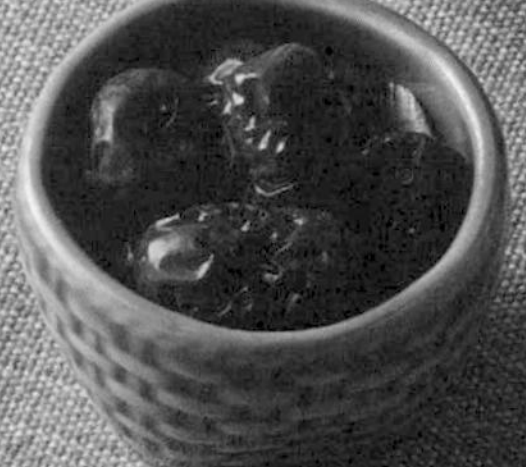

糙米紅棗湯

材料

糙米 150g、紅棗 15 粒、水 1,200c.c.

作法

1 預先洗淨糙米，用清水浸泡 4 小時，瀝乾。
2 紅棗切開留籽。
3 全部材料一起入鍋煮沸，轉小火續煮 30 分鐘，濾渣後當茶飲。

TIPS

撈起來的糙米和紅棗可食用，不要丟棄，用調理機攪打成糙米漿，或煮成糙米紅棗粥。

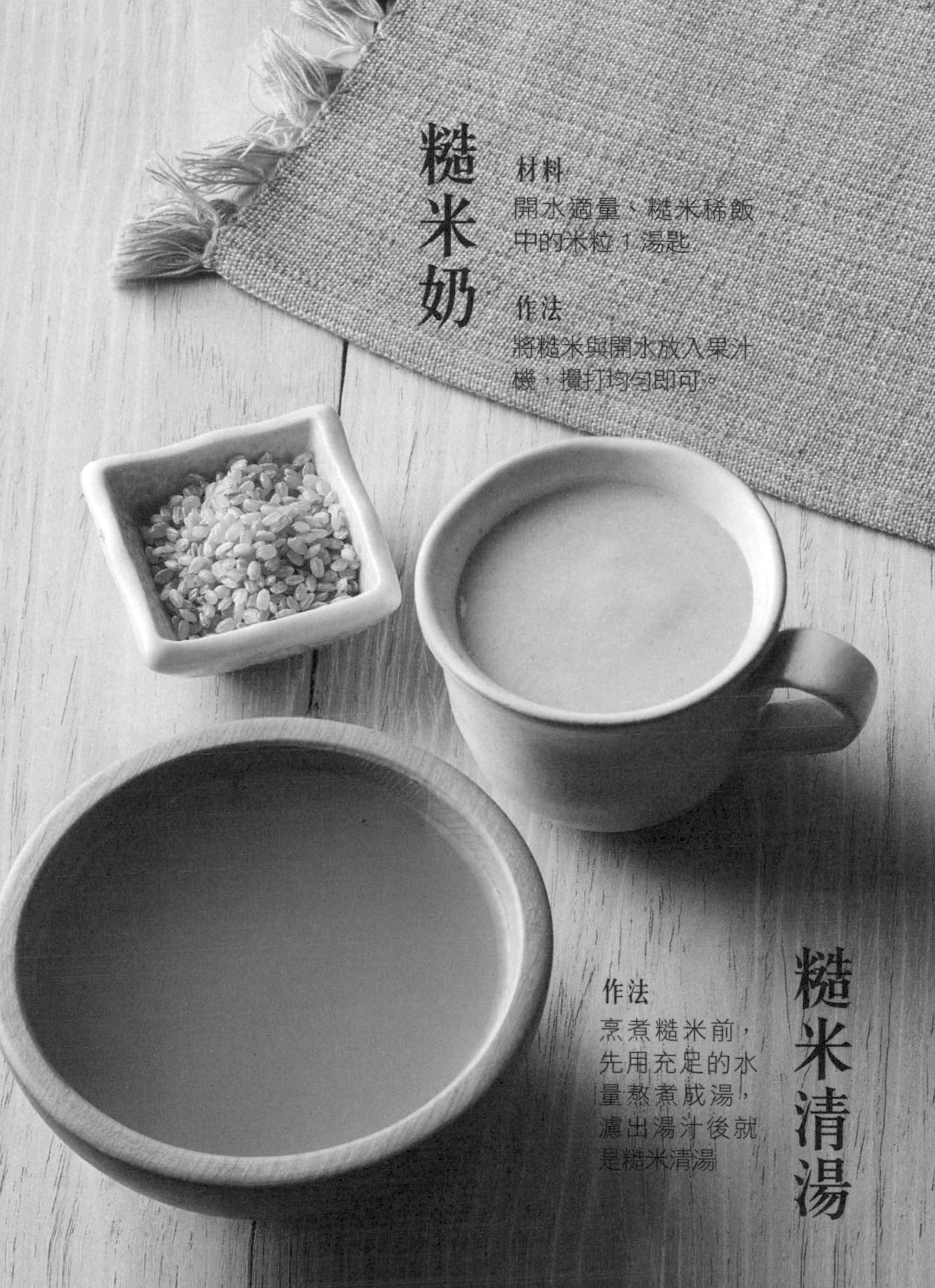

糙米奶

材料

開水適量、糙米稀飯中的米粒 1 湯匙

作法

將糙米與開水放入果汁機，攪打均勻即可。

糙米清湯

作法

烹煮糙米前，先用充足的水量熬煮成湯，濾出湯汁後就是糙米清湯

小米清湯

材料

小米 200g、水 1,800c.c.

作法

小米洗淨後，與水一起入鍋煮沸，轉小火續煮30分鐘，濾渣後當開水飲用。

TIPS

過濾後的小米可於正餐食用。

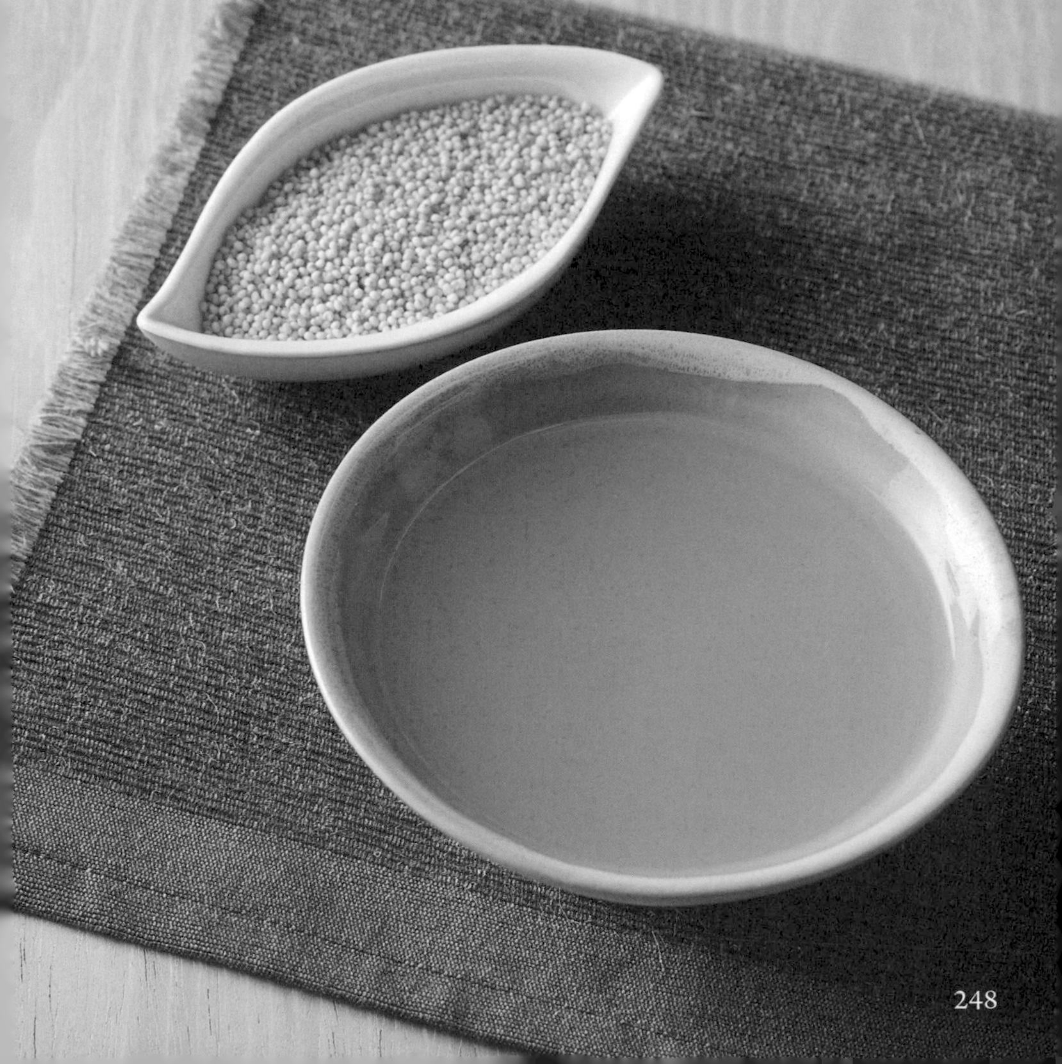

酸棗仁小米粥

材料

酸棗仁 30g（搗碎）、小米 80 ～ 100g、地瓜 200g（削皮切丁）、水 2 ～ 3 碗

作法

1 將酸棗仁和水煮沸，轉小火燜 20 分鐘，濾渣。
2 在酸棗仁湯中，加入小米和地瓜熬煮成粥。

TIPS

酸棗仁可至中藥店購買，其中所含的色胺酸能幫助熟睡。

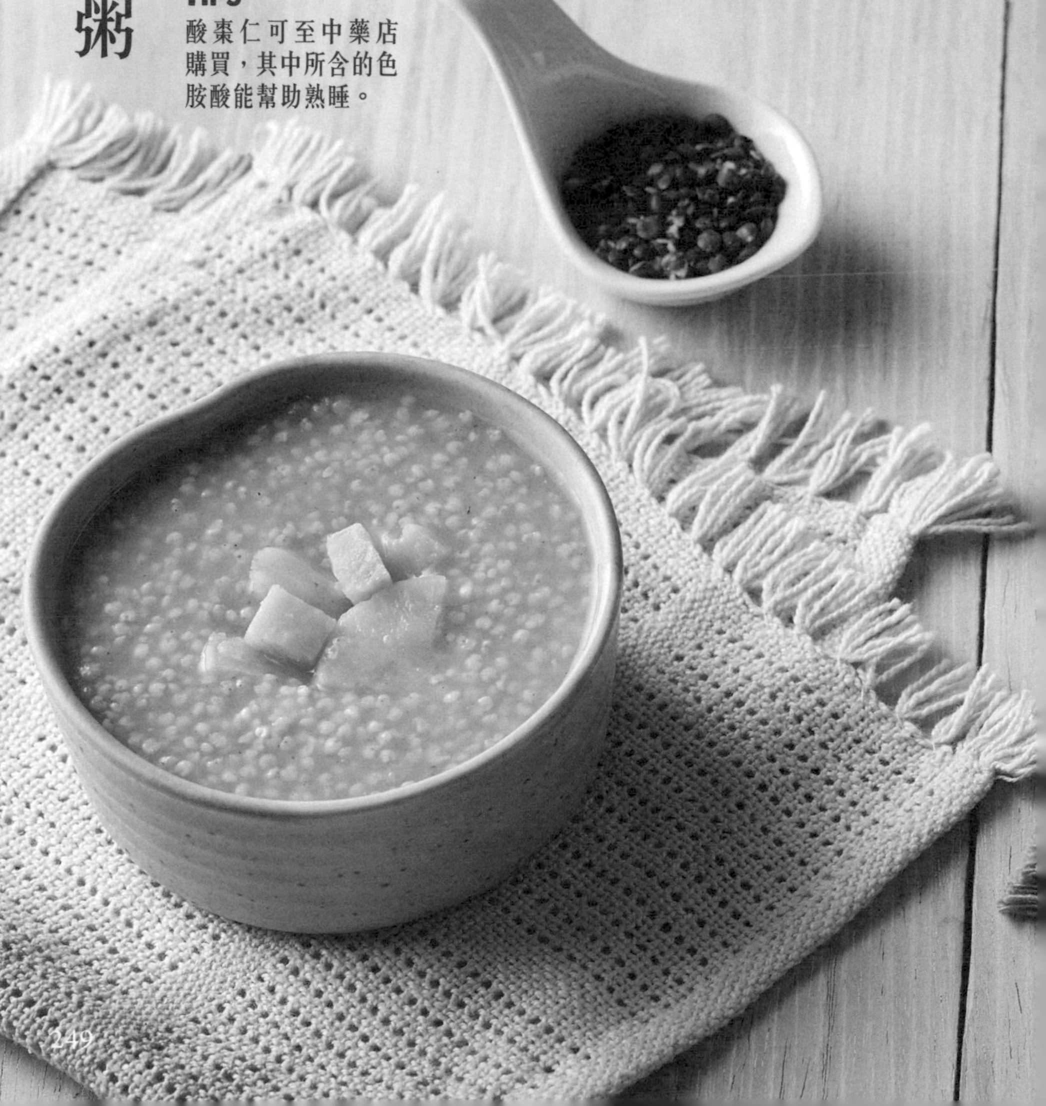

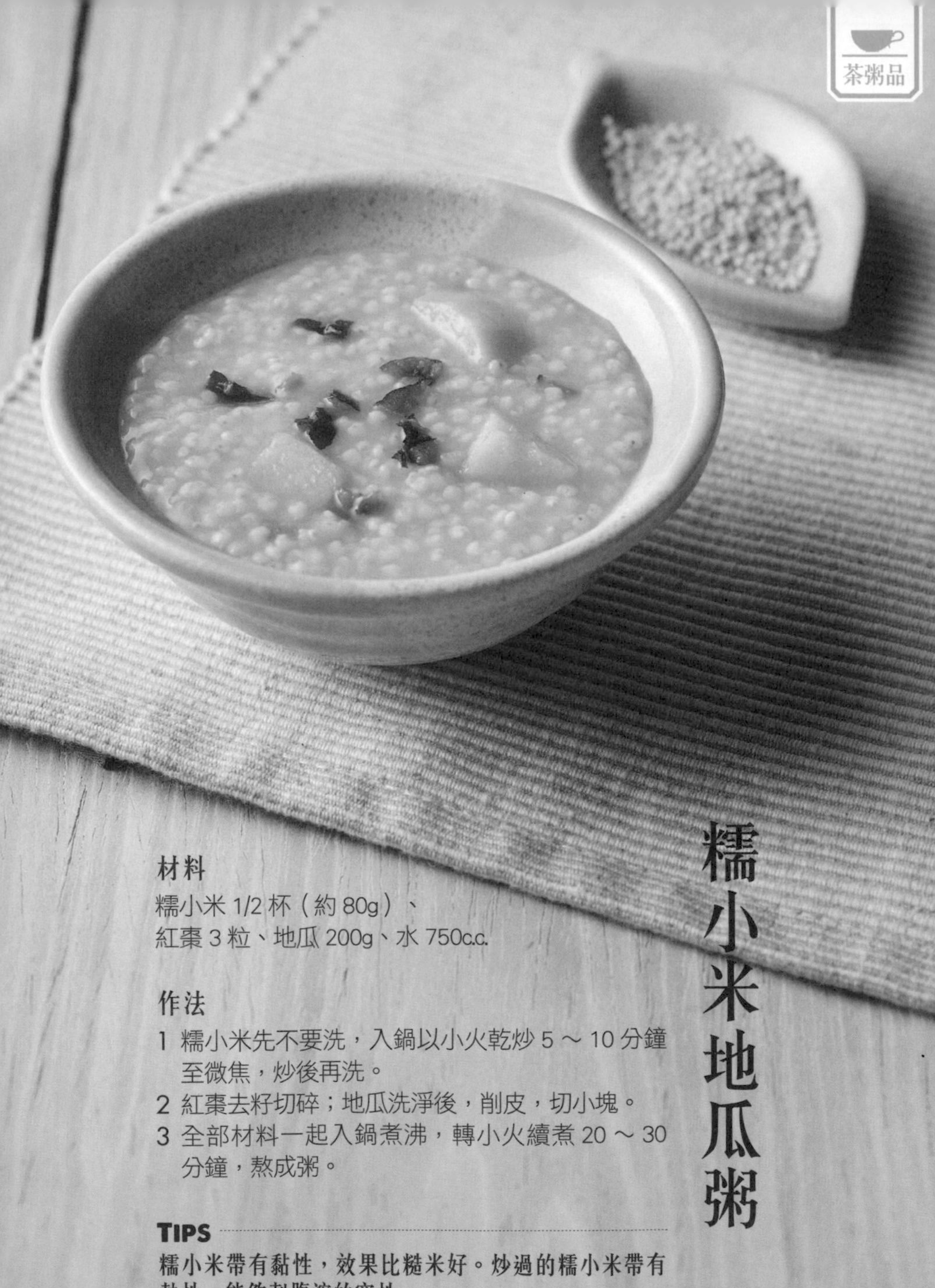

糯小米地瓜粥

材料

糯小米 1/2 杯（約 80g）、
紅棗 3 粒、地瓜 200g、水 750c.c.

作法

1 糯小米先不要洗，入鍋以小火乾炒 5 ～ 10 分鐘至微焦，炒後再洗。
2 紅棗去籽切碎；地瓜洗淨後，削皮，切小塊。
3 全部材料一起入鍋煮沸，轉小火續煮 20 ～ 30 分鐘，熬成粥。

TIPS

糯小米帶有黏性，效果比糙米好。炒過的糯小米帶有熱性，能夠剋腹瀉的寒性。

薏仁綠豆地瓜湯

材料

薏仁 120g、綠豆 40g、地瓜 200g

作法

1 淘洗薏仁、綠豆後，以沸水 1,500c.c. 浸泡 30 分鐘至軟化；將地瓜洗淨、削皮、切丁，備用。
2 先在鍋內煮薏仁、綠豆，沸騰後轉小火煮至熟爛，再放入地瓜，續煮 15 分鐘至透，即可食用。

TIPS

天寒時可加薑片 1 片。若要變化口味，則將薏仁與燕麥替換、綠豆改成紅豆、地瓜換作南瓜，交替使用，食養效果會更好。

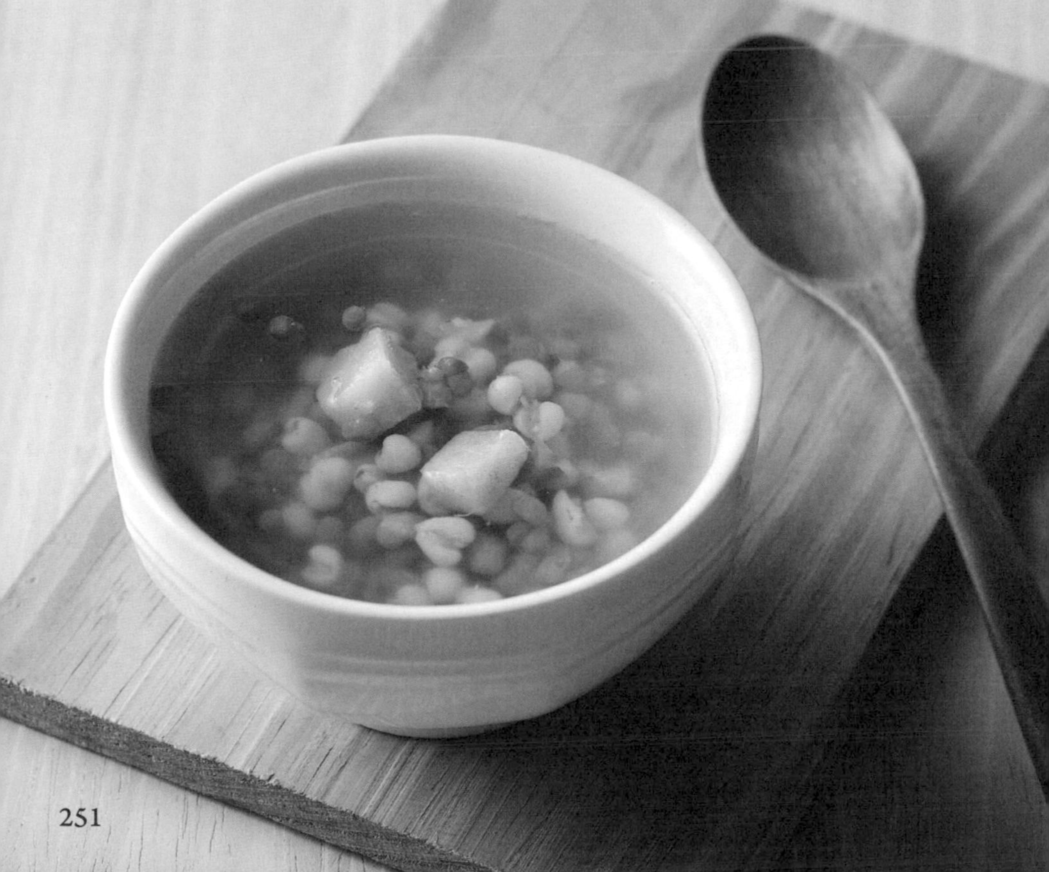

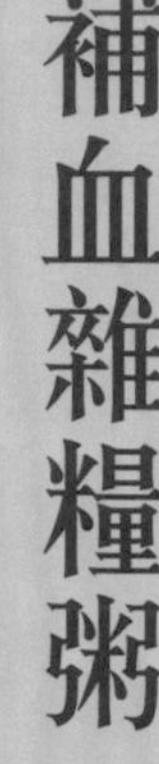

補血雜糧粥

材料

黑糯米 150g、紅棗（去籽）10 粒、桂圓 5～7 粒、蓮子（去芯）10 粒、白木耳 3 朵、枸杞 15g、黑芝麻粒 1/2 匙（約 3g）、水 1,000c.c.

作法

1 將黑糯米洗淨，白木耳以水泡發。
2 全部材料放入電鍋內鍋，外鍋加 2 杯水。
3 待開關跳起蒸熟後，外鍋再加 1 杯水，續蒸第二遍。
4 開關再次跳起來，燜 1 小時，即可食用。

TIPS

蓮芯帶有苦味要挑乾淨。黑芝麻粒可稍微乾炒，但需酌量使用，以免上火。

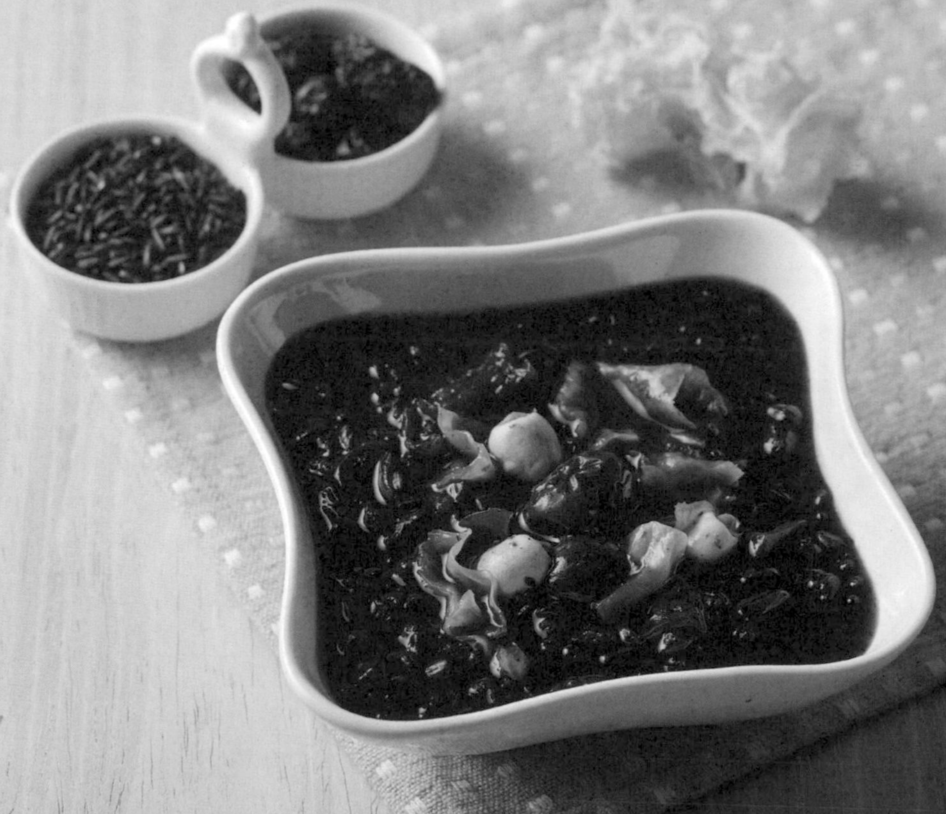

紅棗茯苓粥

材料

糙米 150g、茯苓 15g、紅棗 15 粒、生薑3片、枸杞30g、黑糖20g、水1,500c.c.

作法

1 材料稍微沖洗後，紅棗切開去籽。
2 將茯苓與生薑一起入鍋加水煮沸，轉小火續煮 20 分鐘，濾渣取湯汁。
3 再將湯汁和糙米、紅棗、枸杞與黑糖放入電鍋蒸煮至熟爛，趁熱食用。

TIPS

連續一個月，當作每天的點心食用。

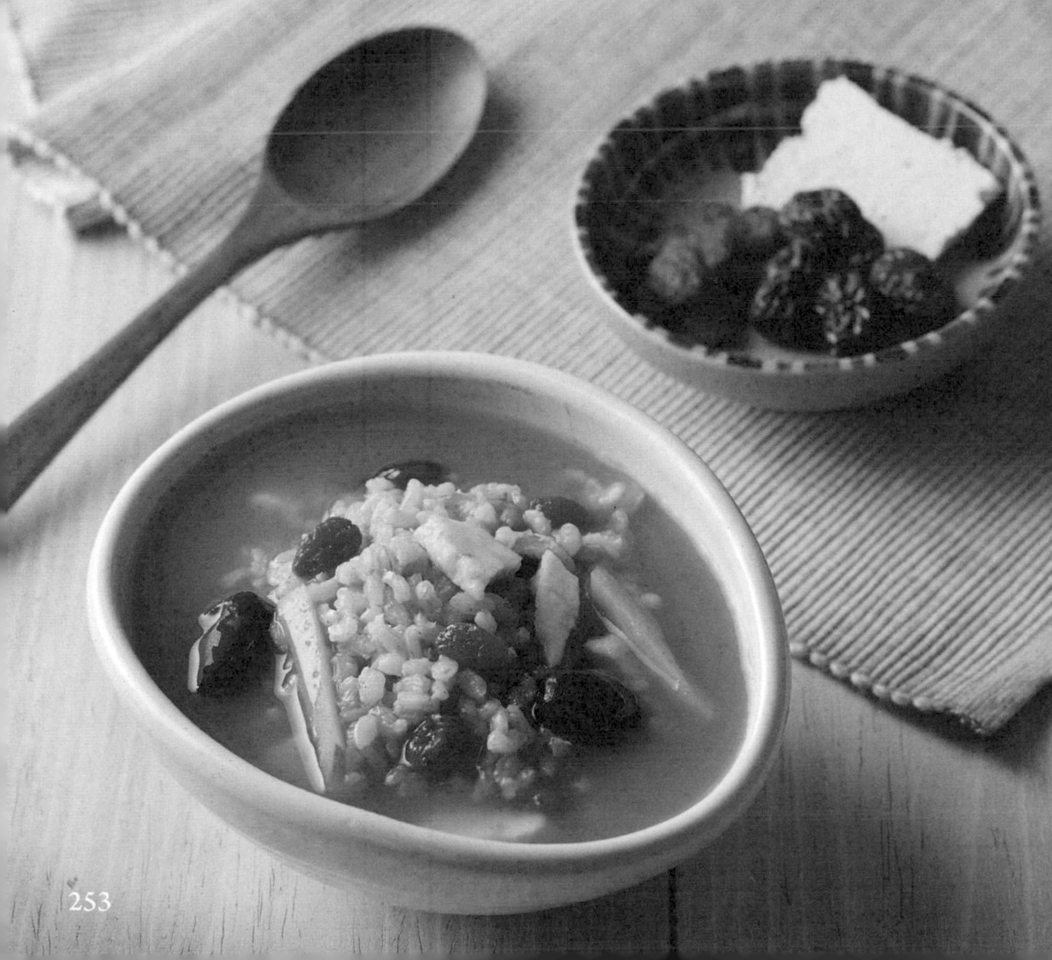

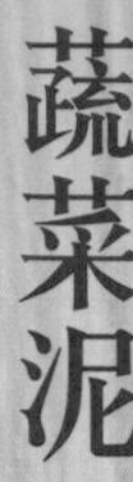

蔬菜泥

材料

多種蔬菜 1 碗、水 2 碗

作法

1 蔬菜洗淨後，加兩倍的水，以大火煮沸，轉小火續煮 20 分鐘。
2 煮熟的菜與湯放入「果汁機」攪打成泥狀。

TIPS

亦可適量加入高鈣、高鐵的糖蜜。

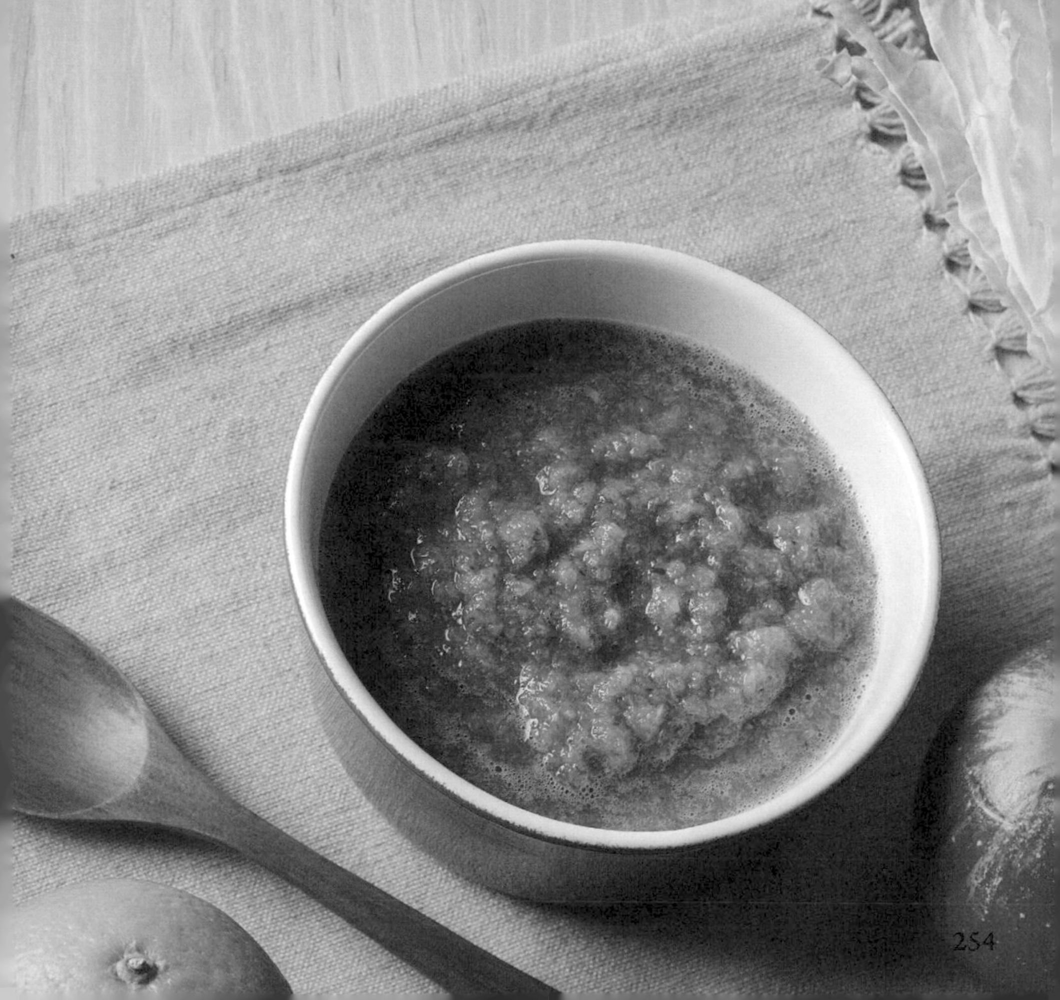

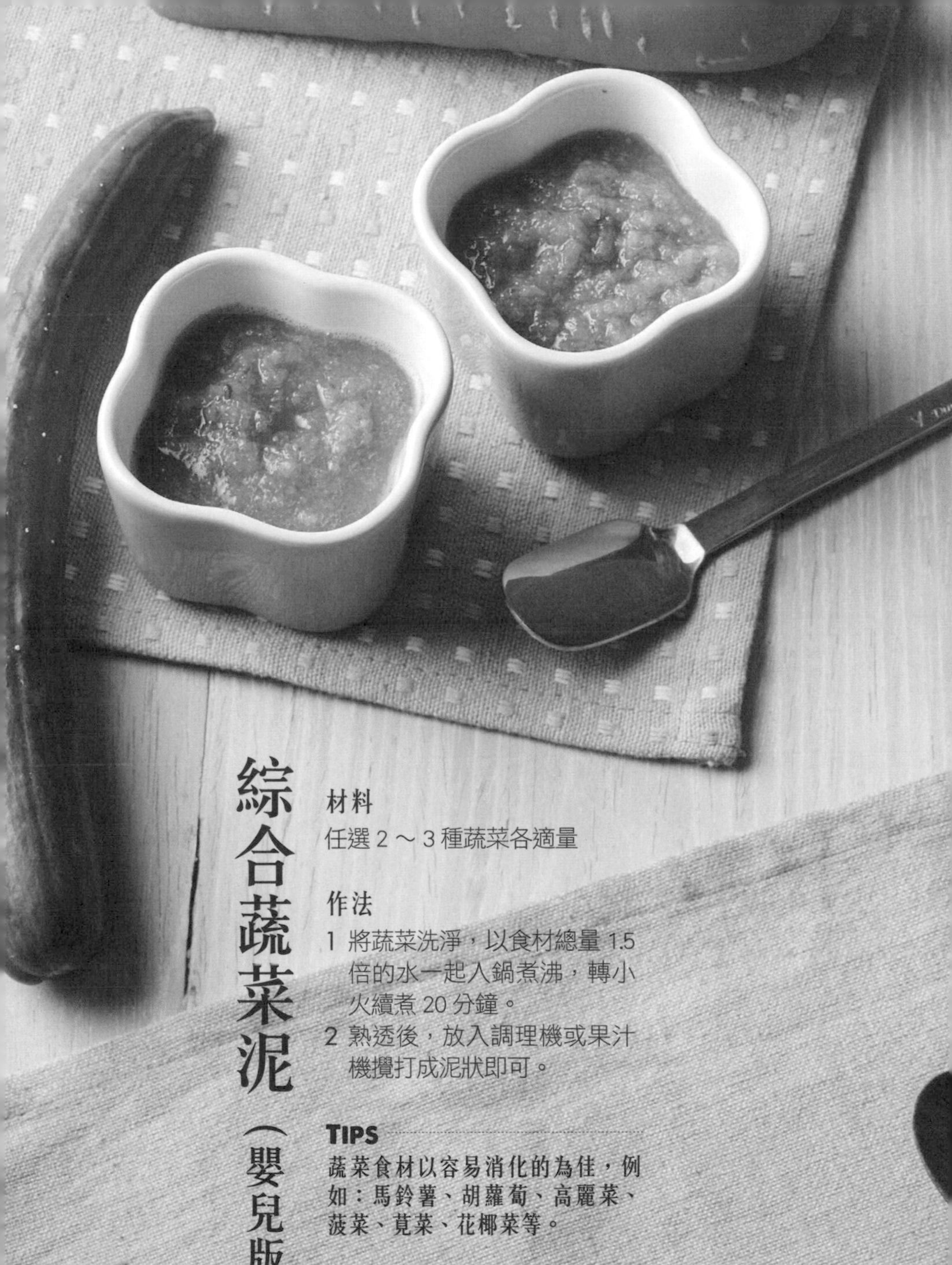

綜合蔬菜泥（嬰兒版）

材料

任選 2 ～ 3 種蔬菜各適量

作法

1 將蔬菜洗淨，以食材總量 1.5 倍的水一起入鍋煮沸，轉小火續煮 20 分鐘。
2 熟透後，放入調理機或果汁機攪打成泥狀即可。

TIPS

蔬菜食材以容易消化的為佳，例如：馬鈴薯、胡蘿蔔、高麗菜、菠菜、莧菜、花椰菜等。

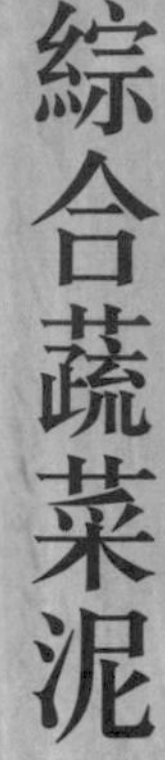

綜合蔬菜泥

材料

蔬菜（任選 8 ～ 10 種）1 碗、水 1 碗、黑芝麻粉 2g、糖蜜 15 ～ 20c.c.

作法

1 材料洗淨後，與等比例的水一起入鍋煮沸，轉小火續煮 5 分鐘至熟。

2 菜料與菜湯放入果汁機，再加黑芝麻粉和糖蜜，攪拌均勻，當作點心食用。

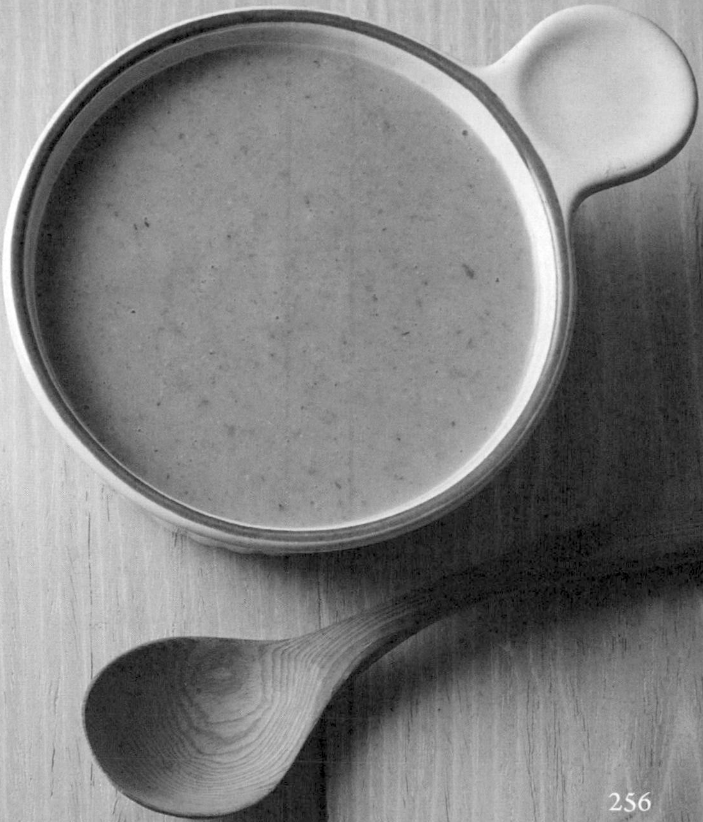

南瓜蔬菜泥

材料

南瓜（連皮去籽）250g、小黃瓜 1 條、西洋芹 2 片、胡蘿蔔 1 塊（約 6 公分長）、小白菜 3 ～ 5 葉、海帶 1 段（約 6 公分長）、香菇 3 ～ 5 朵、豆腐 150g、水與食材等比例

作法

1 全部材料洗淨後，與水一起入鍋煮沸，轉小火續煮 5 ～ 10 分鐘至熟透。
2 起鍋後，用調理機攪拌成濃湯狀，趁熱食用。

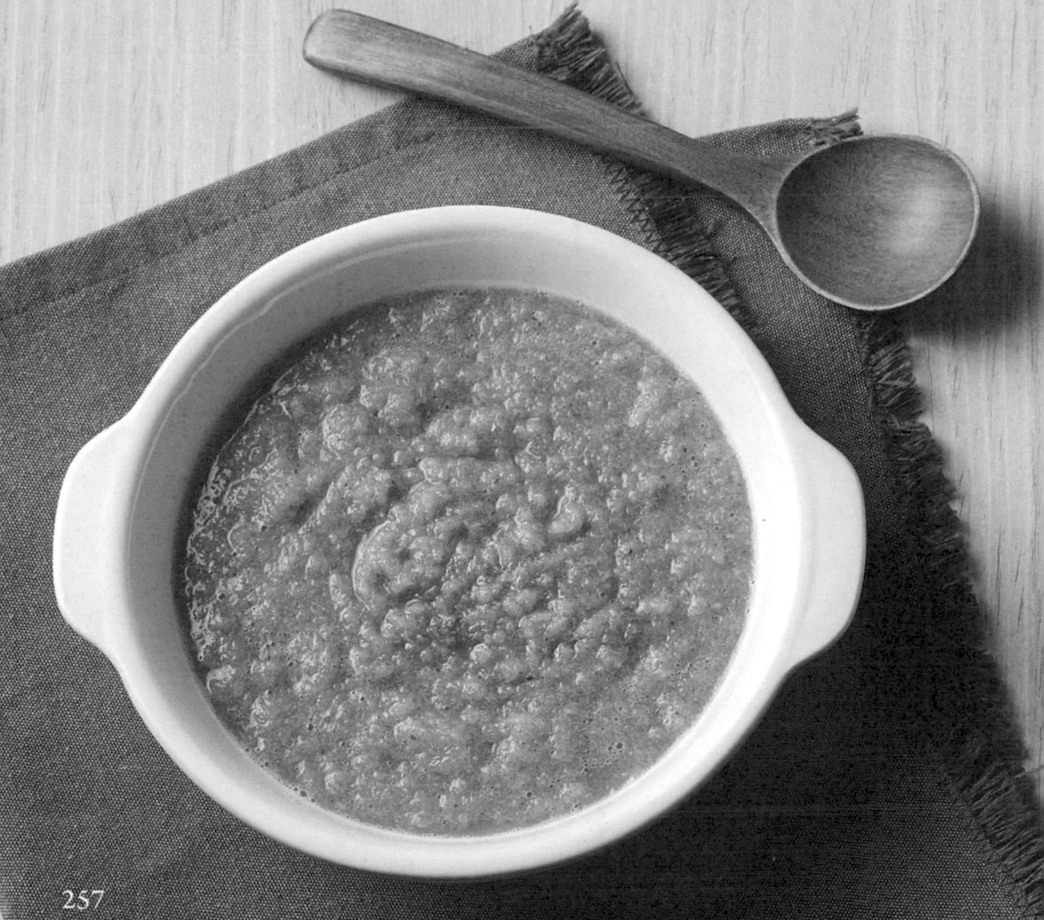

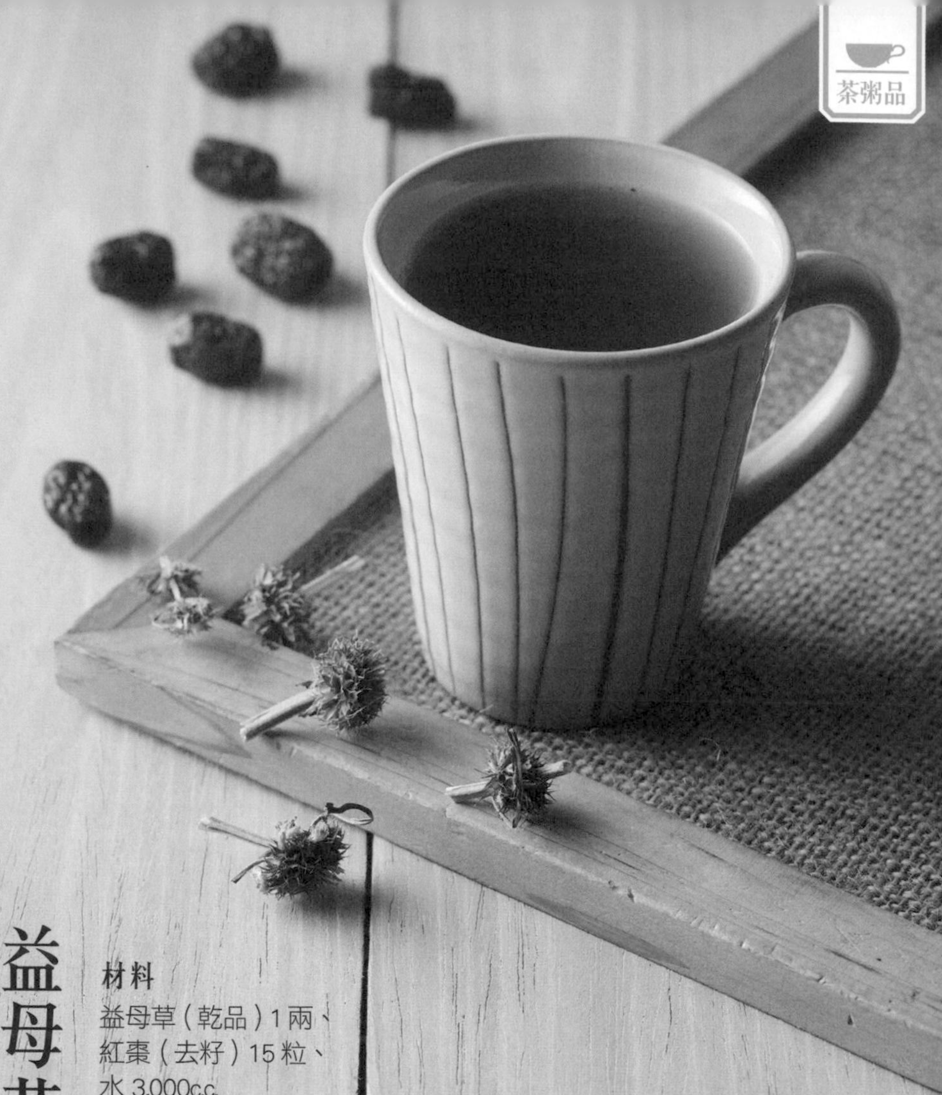

益母草茶

材料

益母草（乾品）1 兩、紅棗（去籽）15 粒、水 3,000c.c.

作法

將益母草洗淨後，與紅棗、水入鍋合煮；沸騰後，轉小火續煮 20 分鐘，濾渣後當作茶飲。

TIPS

益母草屬性偏溫，加入紅棗籽會過於燥熱，容易上火，所以需事先去籽。益母草湯很苦，若無糖尿病或癌症，可酌量加入紅糖，較好入口。

魚腥草紅棗湯

材料

魚腥草（乾品）1 兩、紅棗（帶籽）15 粒、水 3,000c.c.

作法

1 將紅棗洗淨，切開，保留籽。
2 所有材料一起入鍋，煮沸後，轉小火續煮 20 分鐘。
3 待涼後濾渣，放入冰箱保存，備用。

TIPS

再次煮沸後飲用，若太燙，則用玻璃杯隔水降溫，較好入口。

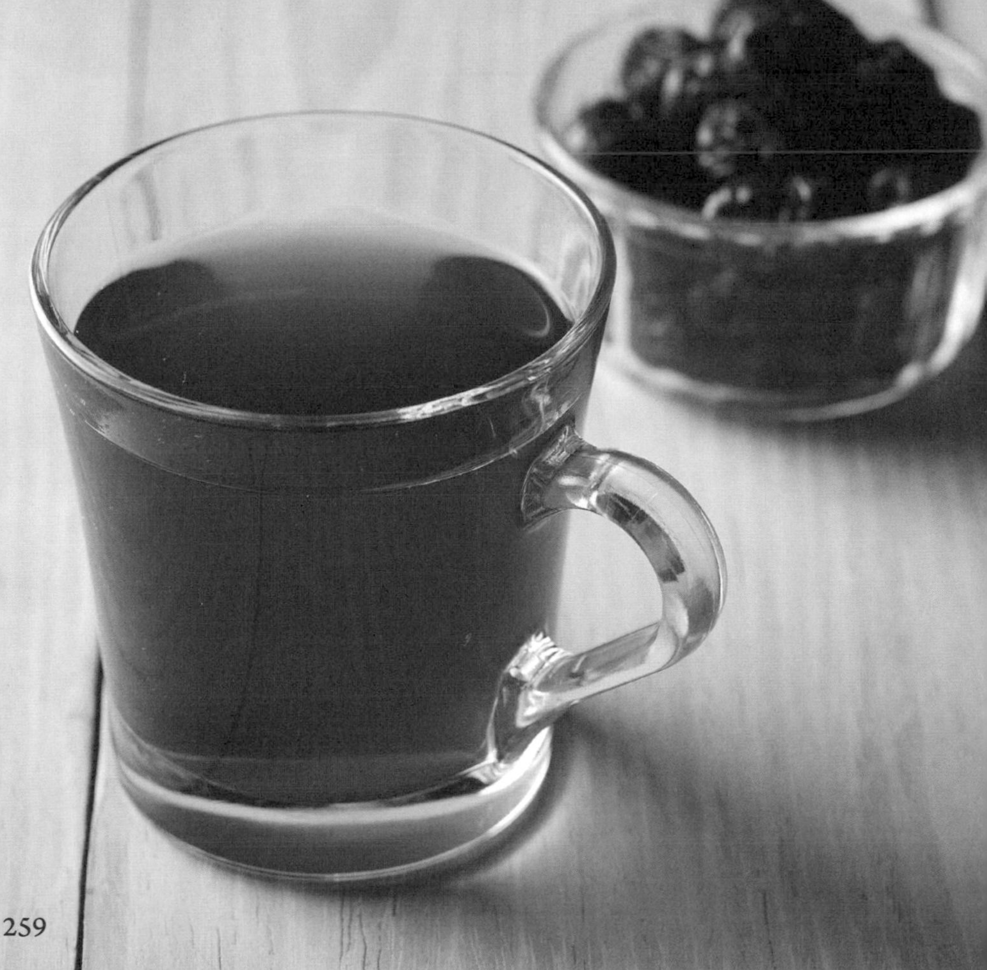

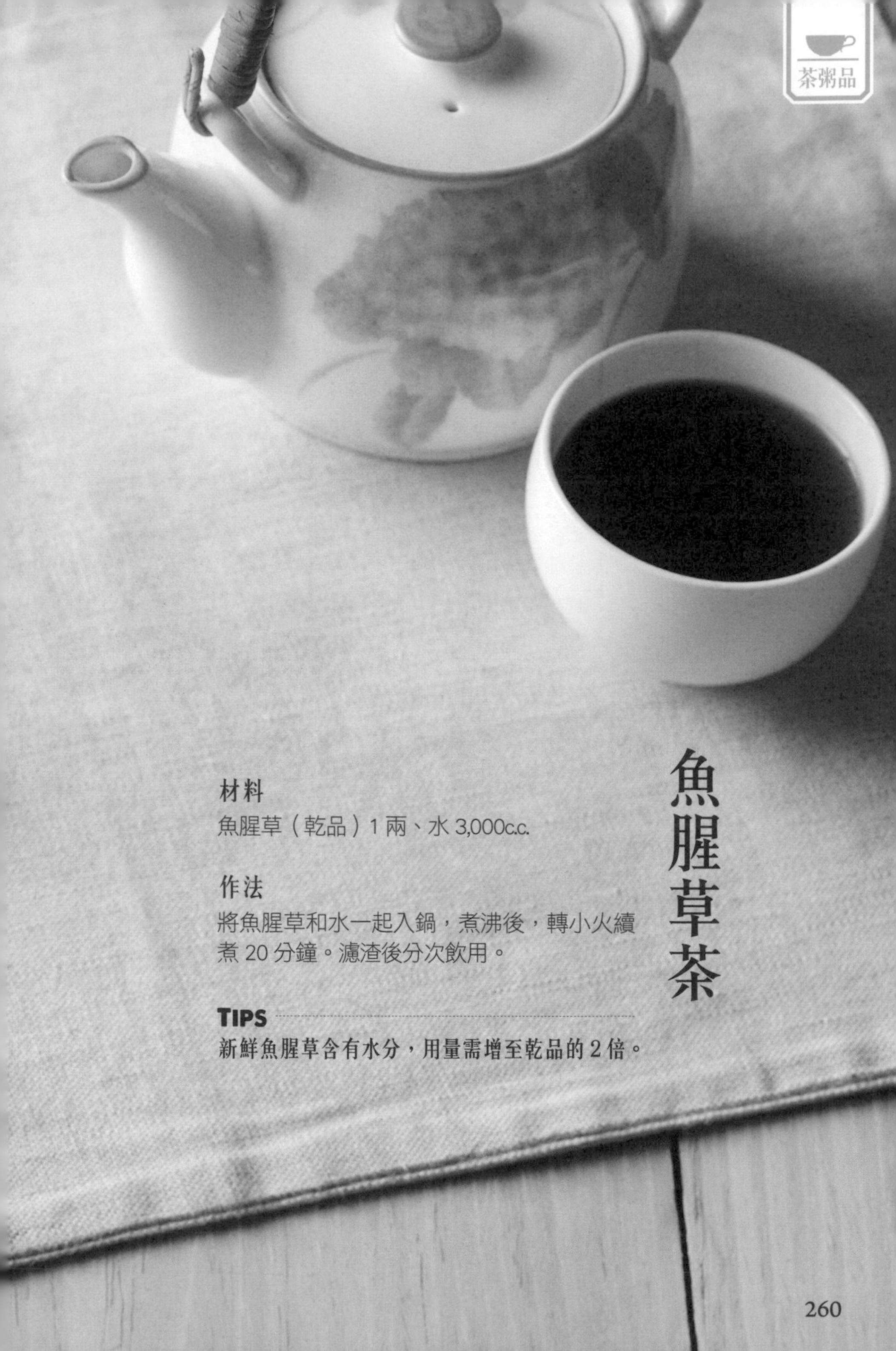

魚腥草茶

材料

魚腥草（乾品）1 兩、水 3,000c.c.

作法

將魚腥草和水一起入鍋，煮沸後，轉小火續煮 20 分鐘。濾渣後分次飲用。

TIPS

新鮮魚腥草含有水分，用量需增至乾品的 2 倍。

魚腥草薄荷茶

材料

魚腥草（乾品）1 兩、薄荷葉 1 把（約 3g，乾品）、水 3,000c.c.

作法

1 將魚腥草和水一起入鍋，煮沸後，轉小火續煮 20 分鐘。

2 放入薄荷葉，立刻關火，浸泡 5 分鐘。濾渣後分次飲用。

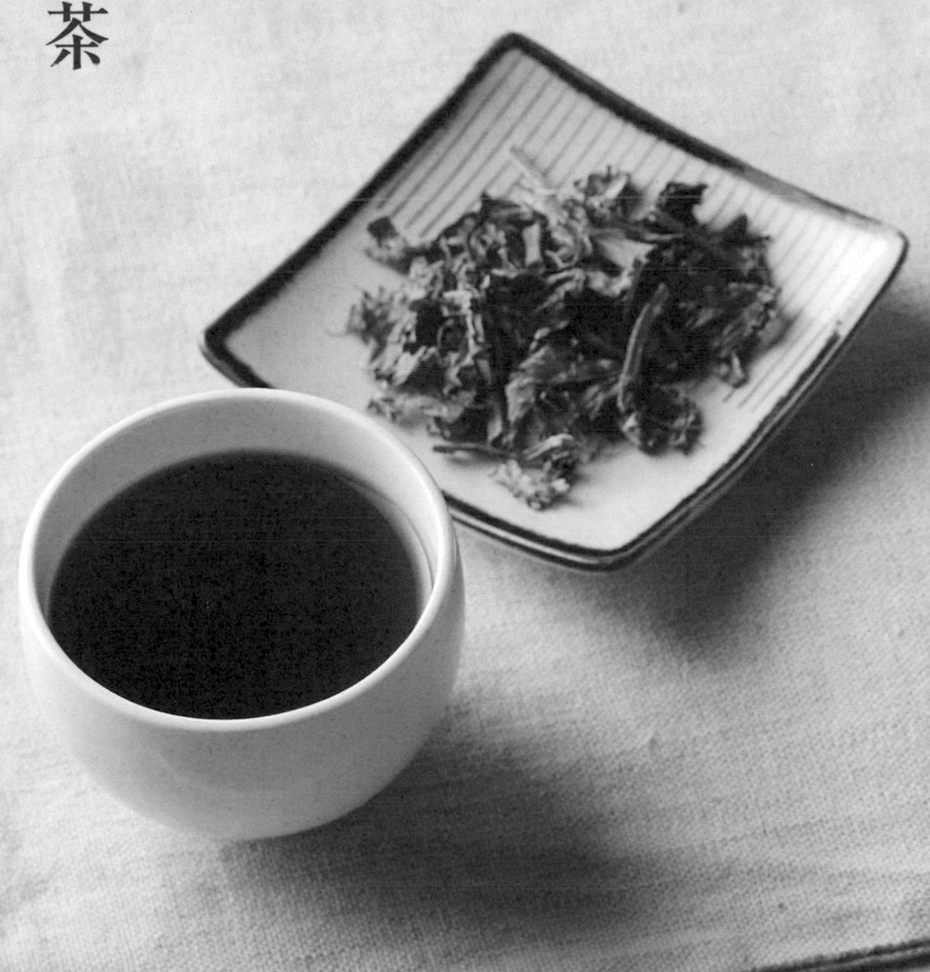

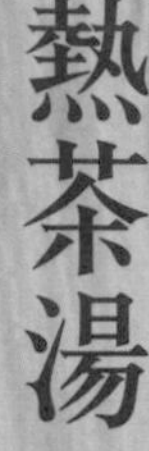

熱茶湯

材料

生茶（綠茶、龍井）或半發酵茶（烏龍、包種、鐵觀音）適量

作法

1 熱水浸泡 30 秒～ 1 分鐘，洗去灰塵和農藥殘留，稱為「洗茶」。
2 在保溫杯裡沖入 500c.c. 沸水，蓋上杯蓋，浸泡約 20 分鐘，趁熱飲用。

TIPS

避開中午和晚間時段飲用，以免影響睡眠。

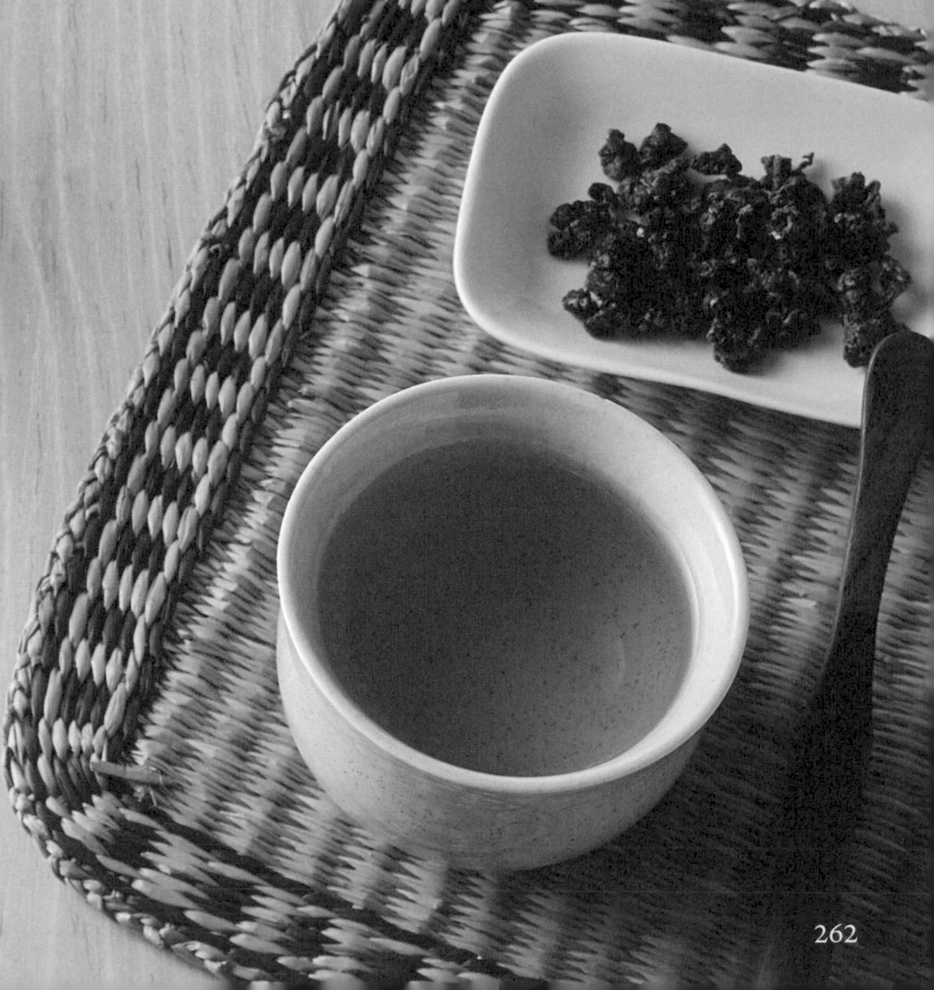

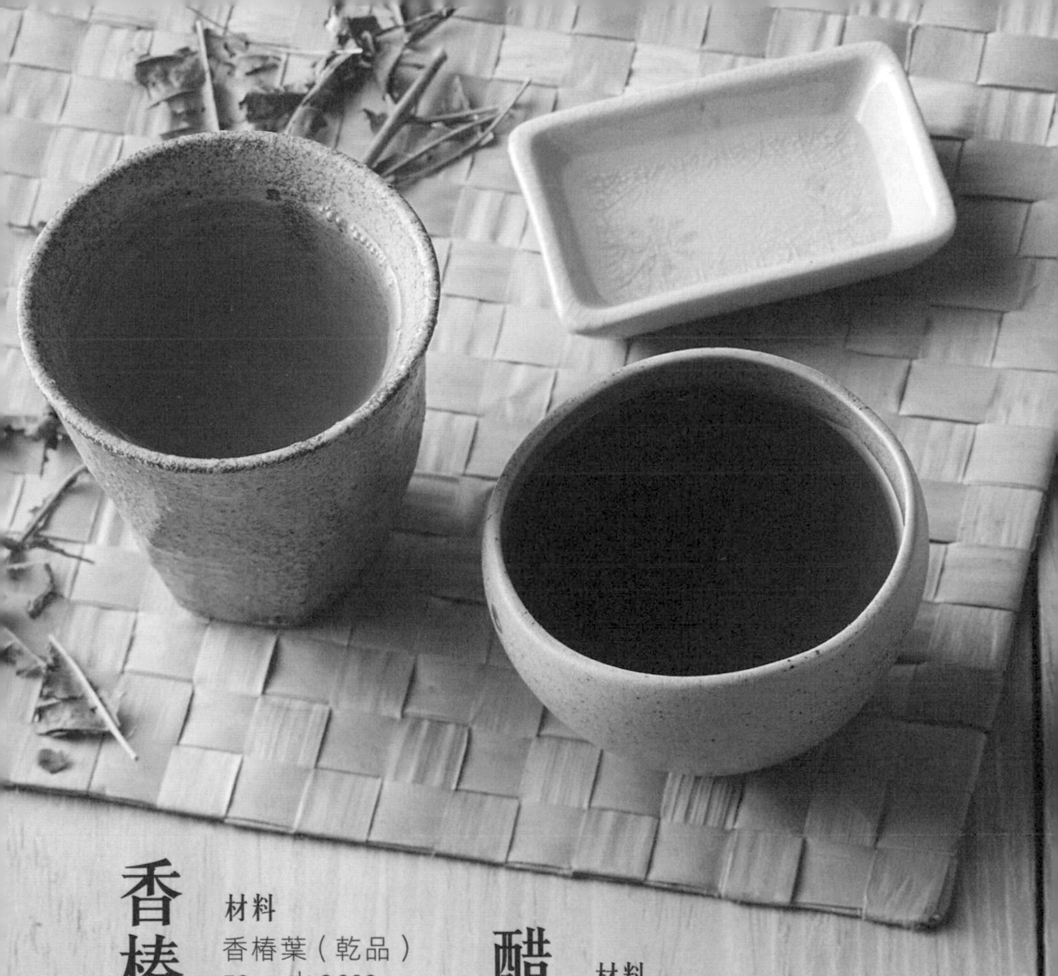

香椿茶

材料

香椿葉（乾品）50g、水 3,000c.c.

作法

將香椿葉洗淨，加水入鍋煮沸後，轉小火續煮 20 分鐘，濾渣後即可飲用。

醋茶

材料

茶葉 10g（綠茶或烏龍茶皆可）、開水 1,500c.c.、米醋 1 湯匙（約 15c.c.）

作法

1 茶葉與開水一起煮沸後，轉小火續煮 20 分鐘，濾渣備用。
2 當熱茶湯降溫（50℃）後，再加入米醋，趁熱飲用。

TIPS

一天飲用2回，每回喝300～500c.c.。務必使用天然發酵米醋，或純正蘋果醋。

半枝蓮白花蛇舌草茶

材料

半枝蓮（乾品）50g、白花蛇舌草（乾品）50g、水 3,750c.c.

作法

材料稍微洗淨後，與水一起入鍋煎煮 1 小時，濾渣當茶飲，分次飲用。

TIPS

可再煎煮第二次，加水 2,500c.c.，滾後小火再煮 1 小時，濾渣可繼續飲用。

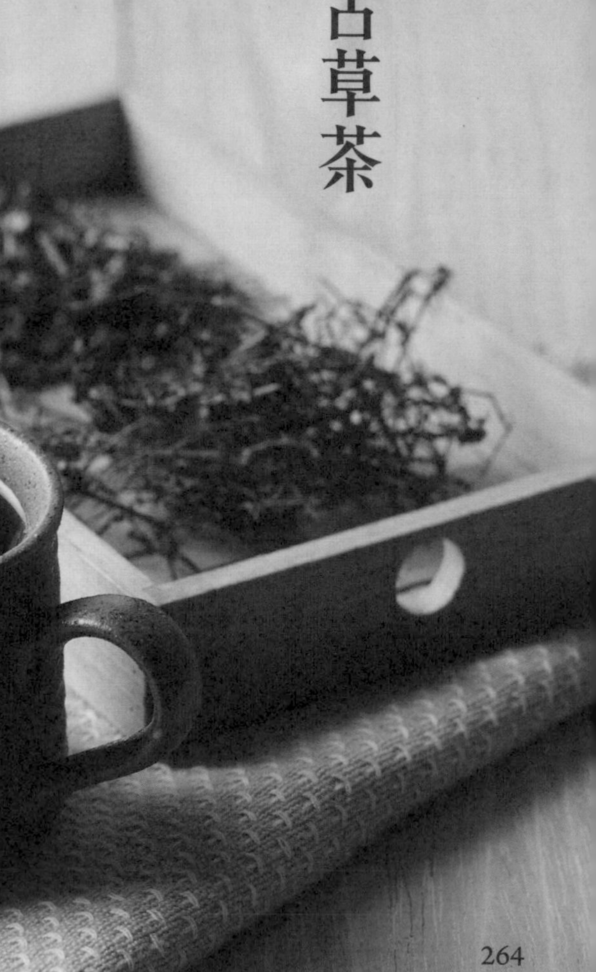

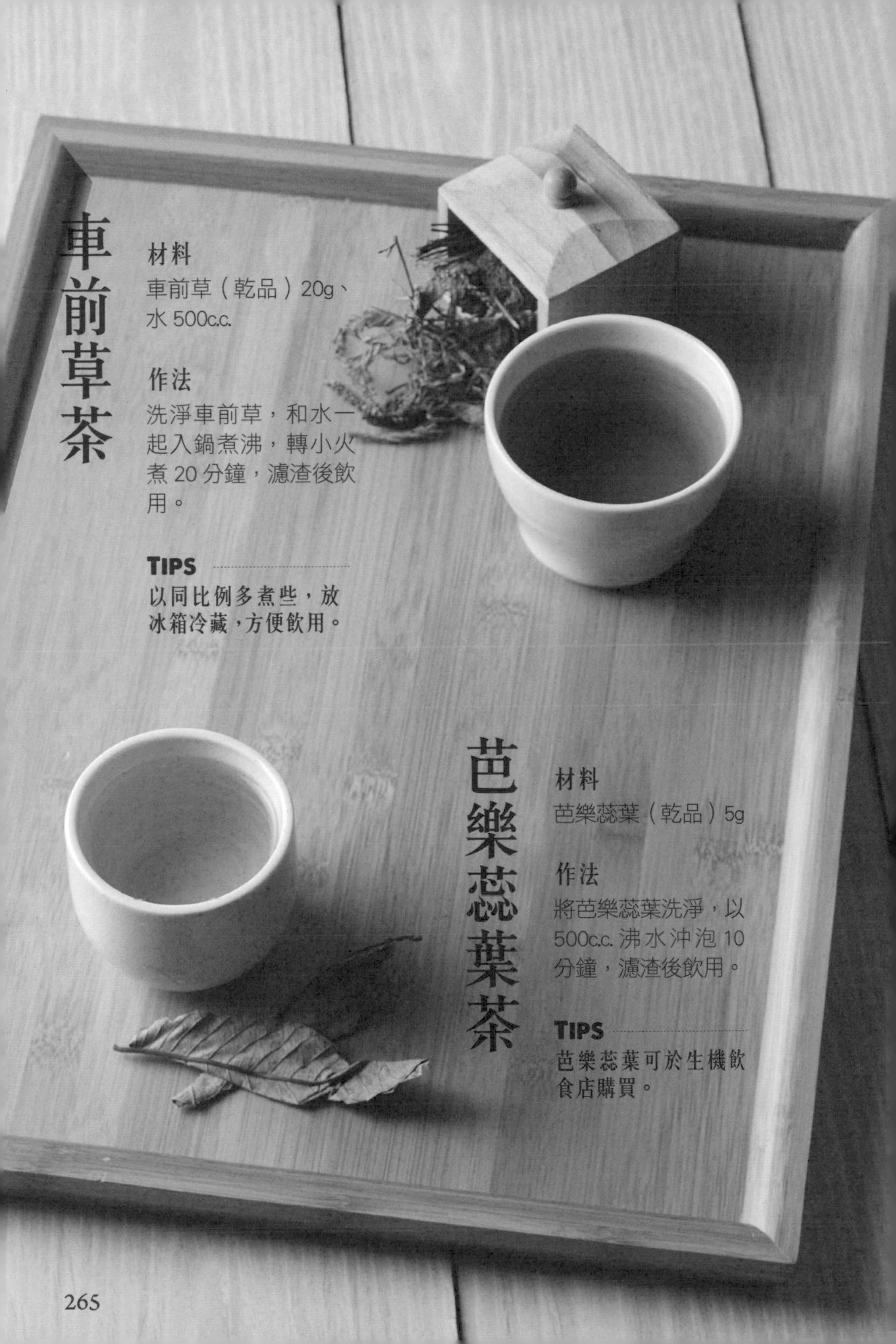

車前草茶

材料

車前草（乾品）20g、水 500c.c.

作法

洗淨車前草，和水一起入鍋煮沸，轉小火煮 20 分鐘，濾渣後飲用。

TIPS

以同比例多煮些，放冰箱冷藏，方便飲用。

芭樂蕊葉茶

材料

芭樂蕊葉（乾品）5g

作法

將芭樂蕊葉洗淨，以 500c.c. 沸水沖泡 10 分鐘，濾渣後飲用。

TIPS

芭樂蕊葉可於生機飲食店購買。

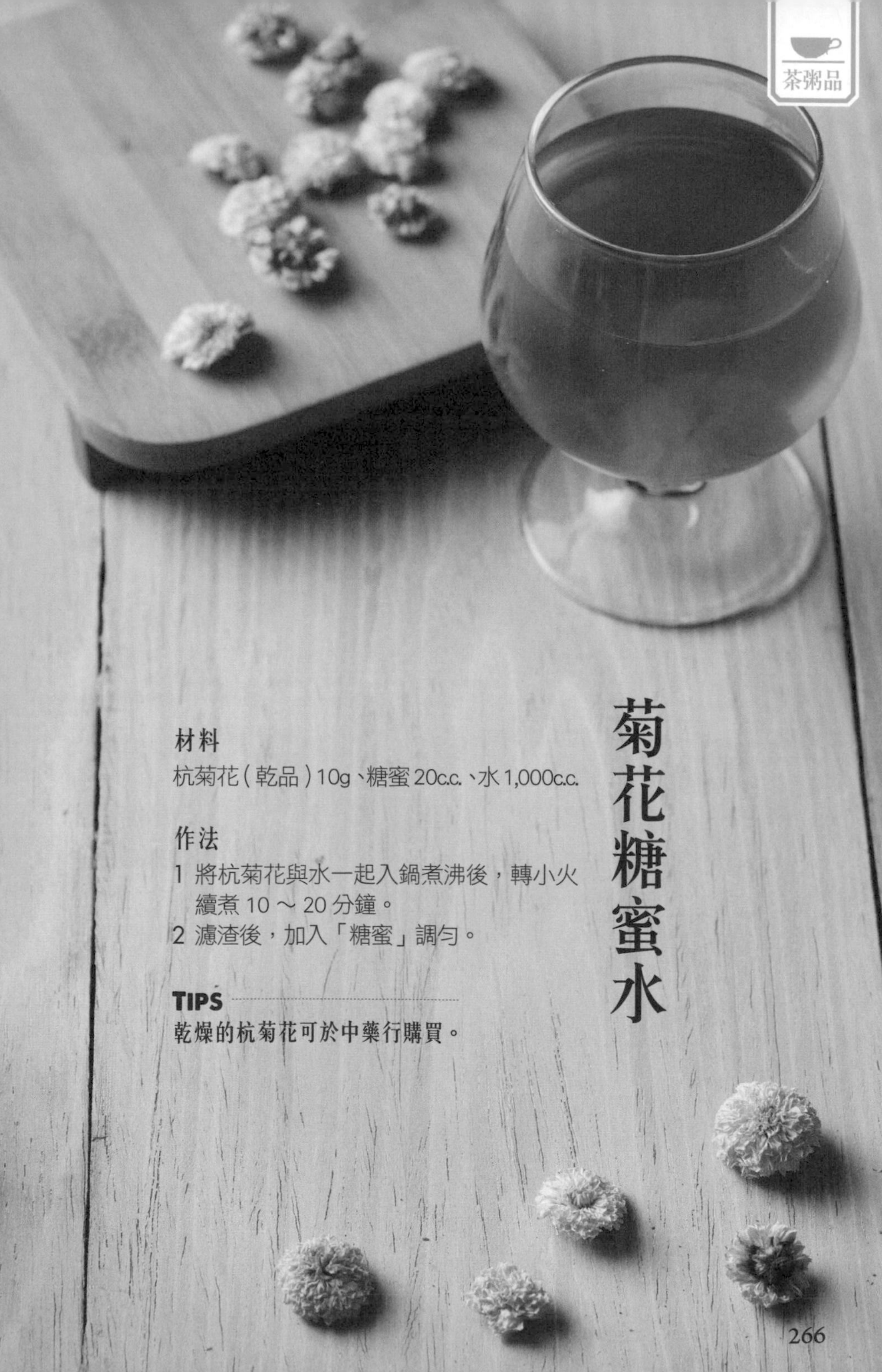

菊花糖蜜水

材料

杭菊花（乾品）10g、糖蜜 20c.c.、水 1,000c.c.

作法

1 將杭菊花與水一起入鍋煮沸後，轉小火續煮 10 ～ 20 分鐘。
2 濾渣後，加入「糖蜜」調勻。

TIPS

乾燥的杭菊花可於中藥行購買。

白蘿蔔蜜水

材料

白蘿蔔 300g、麥芽糖 200g

作法

1 洗淨白蘿蔔後，連皮切片再切絲，靜置晾乾。
2 將白蘿蔔絲、麥芽糖放入玻璃罐，拴緊罐口，放冰箱冷藏一天。
3 待蘿蔔酵素將麥芽糖化為蜜水，即可使用。

TIPS

- 一天飲用 3 回，每回用蜜水 30c.c. 兑入溫開水 300c.c. 拌勻飲用。
- 選用顏色暗沉、不透明的麥芽糖，純度較高。
- 玻璃罐需先以沸水滅菌，倒置風乾。

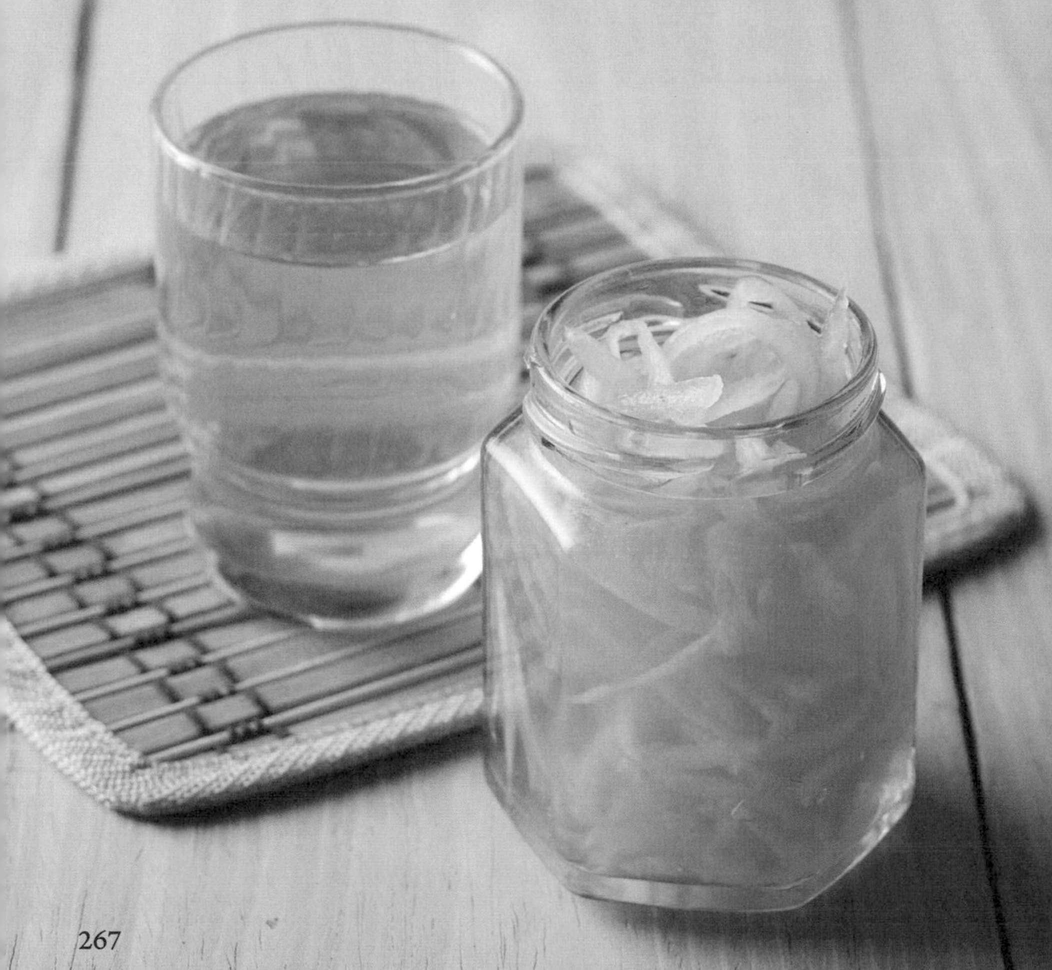

白蘿蔔泡菜

材料

白蘿蔔 1 條、青木瓜 1 條、粗鹽適量、醋 1 匙、褐色冰糖 30g

作法

1 將白蘿蔔和木瓜洗淨，分別削皮和去籽後，切絲或薄片。
2 用粗鹽醃漬 2 小時，再以冷開水洗掉鹽分。
3 加入糖、鹽、醋等調味料涼拌，放入冰箱冷藏半天，當作涼拌菜食用。

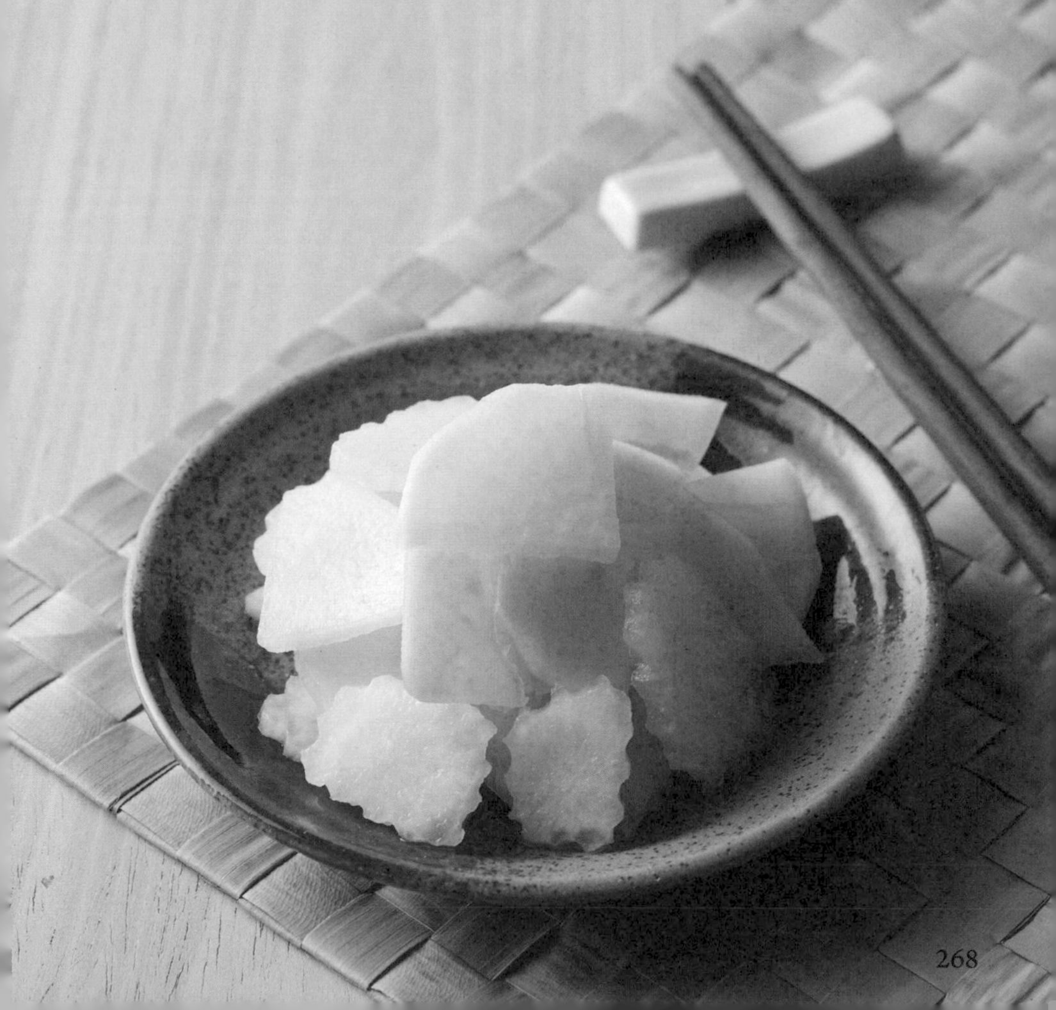

蒜頭酒

材料

蒜頭 1 公斤、米酒 1 瓶、玻璃罐（需先用沸水汆燙並瀝乾）1 個

作法

1 雙手洗淨、擦乾後，剝除蒜頭的皮膜，剝成小粒蒜瓣。
2 將蒜瓣放入玻璃罐，注入米酒，密封後存放 2 個月，即可飲用。

TIPS

連續一個月，每晚睡前飲用 30c.c.。蒜頭選用紫皮最好，白皮亦可。

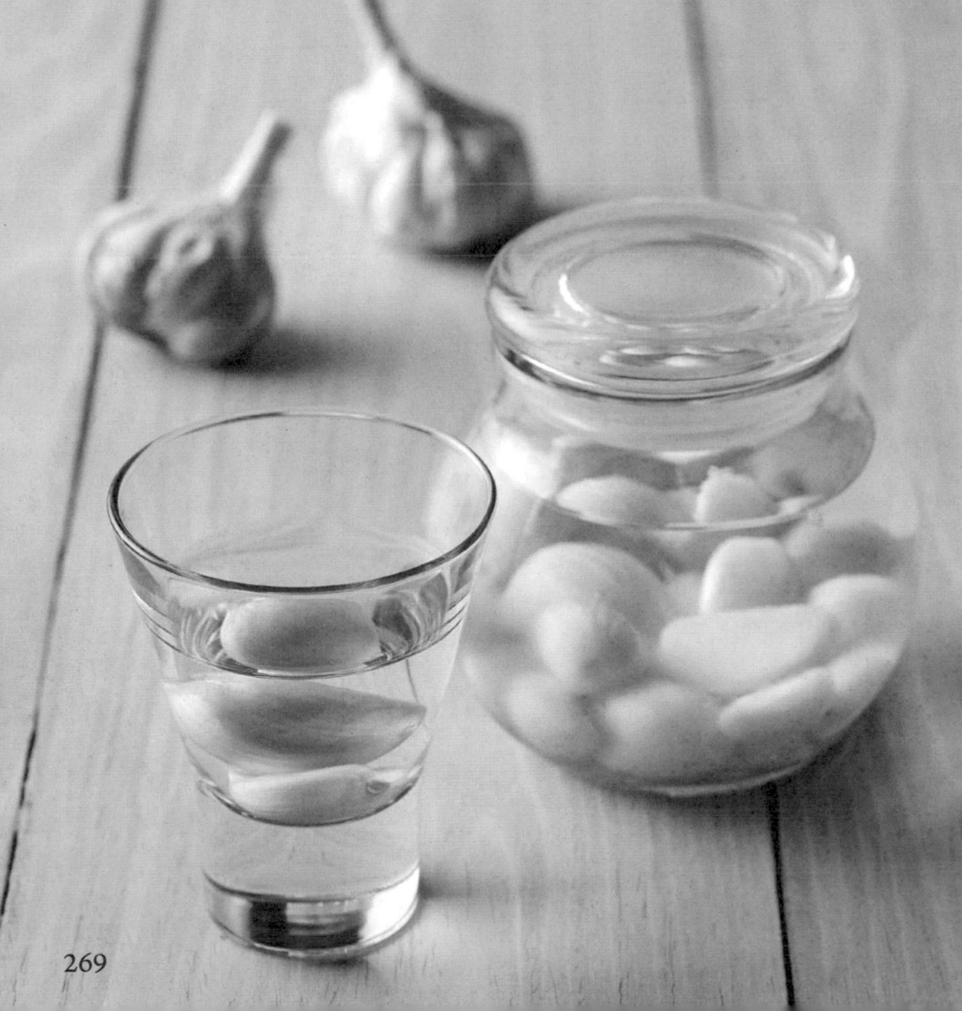

九層塔炒蛋

材料

九層塔30g、鴨蛋1個、米酒3～4湯匙（約40c.c.）

作法

1 將九層塔洗淨切碎，加入打成蛋液的鴨蛋中，攪拌均勻。
2 鍋內放入少許油，加熱後，把九層塔蛋液入鍋，快速拌炒。
3 炒蛋時，滴入米酒，繼續拌炒至酒精揮發即可。

TIPS

鴨蛋以青皮的最好。連續7天當作正餐的配菜。

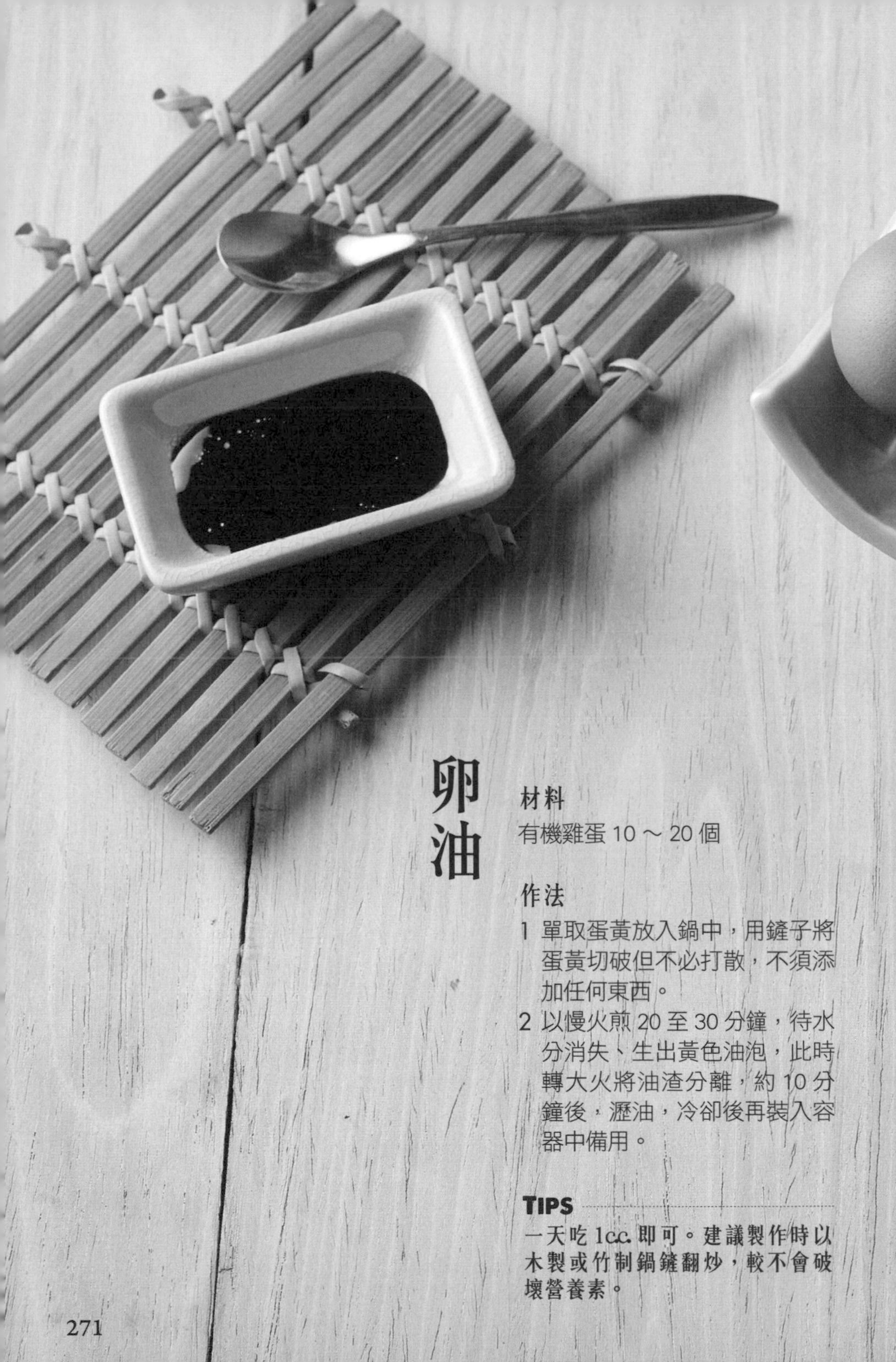

卵油

材料

有機雞蛋 10 ～ 20 個

作法

1 單取蛋黃放入鍋中，用鏟子將蛋黃切破但不必打散，不須添加任何東西。
2 以慢火煎 20 至 30 分鐘，待水分消失、生出黃色油泡，此時轉大火將油渣分離，約 10 分鐘後，瀝油，冷卻後再裝入容器中備用。

TIPS

一天吃 1cc. 即可。建議製作時以木製或竹制鍋鏟翻炒，較不會破壞營養素。

玩藝 37

發炎，是救命的警訊！ 90% 的疾病都從發炎開始，

養生大師歐陽英最實用簡單的 88 道 茶、湯、粥、果汁，讓你擺脫疾病的糾纏

作　　者／歐陽英、徐凡
攝　　影／子宇影像有限公司
主　　編／林巧涵
責任編輯／程郁庭
責任企劃／林倩聿
美術設計／潘大智

總 編 輯／周湘琦
董 事 長／趙政岷

出 版 者／時報文化出版企業股份有限公司
108019 台北市和平西路三段二四〇號七樓
發行專線—（〇二）二三〇六—六八四二
讀者服務專線—〇八〇〇—二三一—七〇五
（〇二）二三〇四—七一〇三
讀者服務傳真—（〇二）二三〇四—六八五八
郵撥—一九三四四七二四時報文化出版公司
信箱—一〇八九九臺北華江橋郵局第九九信箱
時報悅讀網／ http://www.readingtimes.com.tw
電子郵件信箱／ books@readingtimes.com.tw
生活線臉書／ https://www.facebook.com/ctgraphics
法律顧問／理律法律事務所　陳長文律師、李念祖律師
印　　刷／和楹印刷有限公司
初版一刷／ 2016 年 8 月 5 日
初版二刷／ 2023 年 10 月 2 日
定　　價／新台幣 360 元

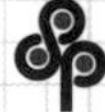

時報文化出版公司成立於一九七五年，並於一九九九年股票上櫃公開發行，
於二〇〇八年脫離中時集團非屬旺中，以「尊重智慧與創意的文化事業」為信念。

發炎，是救命的警訊！ 90% 的疾病都從發炎開始，養生大師歐陽英最實用簡單的 88 道茶、湯、粥、果汁，讓你擺脫疾病的糾纏 / 歐陽英，徐凡著．-- 初版．-- 臺北市：時報文化，2016.08　面；　公分．--（玩藝）
ISBN 978-957-13-6727-9(平裝)

1. 預防醫學 2. 健康飲食

412.5　　105012342